La Salud en Chocó, Colombia. ¡Una Prioridad Nacional!

## LA SALUD EN CHOCÓ, COLOMBIA. ¡UNA PRIORIDAD NACIONAL!

**Editor:**
JAIME GOMEZ GONZALEZ, M.D.

**Colaboradores:**
JULIANA GOMEZ, M.D., D.D.S.
LEDY MANUELA MOSQUERA MORENO, RN
RUBY MERCEDES CARDONA CASTRO, RN
AMERICO MURILLO LONDONO, M.D.
GONZALO DIAZ CANADAS
PADRE EFRAIN GAITAN ORJUELA (QEPD)
ERICK SANCHEZ PEREZ, M.D.
GINA PAOLA CAJICA, M.D.
BRENDA PAOLA BENITEZ, M.D.
CARLOS A. MORA, M.D.
CESAR RIVAS LARA
ANTONIO GOMEZ, M.D.
CLAUDIA GOMEZ BALDWIN, ED.S

@ DERECHOS DE AUTOR ENERO, 2023

**DEDICATORIA**

**Dedicado a los niños del Chocó, víctimas de la incuria, el abandono y la miseria en el Departamento más rico de Colombia.**

**A todos los enfermos del Chocó, Colombia y a los Héroes de la Pandemia de Covid-19, médicos, enfermeras y personal paramédico quienes lucharon hasta dar su vida por sus pacientes.**

## AGRADECIMIENTOS

Deseamos presentar nuestros agradecimientos a todos los colaboradores de este libro quienes han donado sus derechos de autor a la Fundación Sembrando Futuros, (https://sowingseeds4future.com/) una organización privada de los Estados Unidos, dedicada a ayudar a los niños del Chocó.

Muy especial ha sido la colaboración del Profesor Gonzalo Díaz Cañadas, Director del Archivo Fotográfico y Fílmico del Chocó, Miembro de la Academia de Historia del Chocó y Profesor de la Universidad Tecnológica del Chocó, UTCH.

Agradecemos a la Dra. Juliana Gómez Farias por la investigación sobre los médicos y odontólogos del Chocó.

Mil gracias a Guiomar Flórez por diseñar la portada de este libro.

Nuestros agradecimientos al Dr. Bernard Micke de Madison, Wisconsin por su amable donación de tensiómetros y estetoscopios, enviados a las parteras del Chocó para ayudarles en su labor, al igual que al grupo de Medwish en Cleveland, Ohio por la donación de instrumentos.

Muchas gracias a los dos grupos de damas voluntarias dedicadas a elaborar kits de parto para dar la bienvenida a los bebés en Chocó. Entre ellas, agradecemos a la Enfermera Karen Loome por organizar y donar los materiales, y al grupo de damas de la iglesia Saint Charles en Bayport, Minnesota por su trabajo en armar los kits (Bonnie, Mary Jo, Sandy, Marie Therese y Barb).

Agradecemos a la organización "Vitamin Angels" de California por su donación de vitaminas prenatales para las madres en el Chocó.

Gracias a la Hermana Mabel de la Asociación Niños del Chocó por el exitoso programa para la recuperación de los niños de 1-2 años con malnutrición. Agradecemos todo lo que hizo para dejar a su sucesora la Hermana Luz Irene, para que continúe el programa en enero, 2023.

A nuestros colaboradores de Canatcol, AP: Leopoldino Perea Caicedo, a la Familia Moreno: Dr. Juan Andrés Moreno (QEPD), su esposa Nancy Lozano de Moreno y a su hija Nancy Andrea Moreno por todas las horas colaborando a través de videoconferencias y correos electrónicos.

A la Enfermera Ledy Manuela Mosquera Moreno y a las/los 800+ parteras y parteros del Chocó por su labor generosa y la ayuda desinteresada en dar la bienvenida a los bebés al Chocó. Ninguno de los parteros ni parteras, recibe remuneración por su tiempo, ni por los entrenamientos que reciben. Que Dios los premie por su gran corazón.

Al Ingeniero Fernando Perea Murillo y al Profesor Joaquín Catalá Alís, Catedrático de la Universidad Politécnica de Valencia, Escuela de Caminos, Canales y Puertos de España por su amor a Colombia y su interés en crear una infraestructura digna de los Chocoanos.

A todos los médicos Chocoanos que sirven al Chocó con recursos limitados y a quienes han dado su vida por la salud de la hermosa gente del Chocó.

Al Dr. Antonio Gómez nuestro primer contacto en Chocó, quien conoce a fondo la problemática de la malnutrición infantil en Chocó y cuyo prólogo da comienzo a este libro.

A Luz Helena de Gómez mi esposa por su paciencia y apoyo en la edición de este libro al igual que a mis hijos Claudia, Roberto, Mauricio, Ricardo y Felipe Gómez, a sus esposas e hijos y finalmente a mi bisnieta River. Como dice su nombre en español significa Río, lo que en el futuro será la fuente de vida para el Chocó.


Jaime Gómez González, MD

Enero 27, 2023.

## LA SALUD EN EL CHOCÓ

Sin agua pura, desagües ni letrinas
La salud se encuentra amenazada.
Sin medicina preventiva, ni vacunas
La supervivencia está manchada.

En Quibdó los Padres de la Patria
Hace poco con pompa sesionaron
Buscando soluciones q' den Gloria
Lamentablemente no las encontraron.

Todos los treinta municipios necesitan
urgencia, puesto de salud comunitario
conectado por las ondas que llevan

imágenes, historia clínica, doliente
a modernos hospitales de tercer nivel
cuya respuesta ayudará a la gente.

Jaime Gómez González, MD

**CONTENIDO**
- Dedicatoria
- Agradecimientos
- La Salud en el Chocó, Soneto
- Contenido
1. Prólogo
2. Introducción y Prefacio
3. Historia
4. Situación de la Salud en el Departamento del Chocó.
5. Crisis dentro de la Crisis, Los Héroes de la Pandemia.
6. Epidemiología, Enfermedades Prevalentes:
   - 6.1 Salud Materna
   - 6.2 Enfermedades Virales
      - Paraparesia Espástica Tropical, Por: Mora, C., MD
   - 6.3 Enfermedades Parasitarias
   - 6.4 Enfermedades Congénitas
   - 6.5 Drepanocitosis o Enfermedad de Células Falciformes
7. Enfermedades Carenciales, Salud Infantil, Malnutrición.
8. Enfermedades Infecciosas, Malaria, Tuberculosis, Leishmaniasis,
   Covid-19. Una Mirada a las Neuro infecciones en el Chocó, Por Cajicá, G.P., Benítez, B.P., Sánchez, E. MD.
9. Traumatismos
10. Enfermedades Vasculares
11. Enfermedades Sanguíneas
12. Enfermedades Tóxicas
13. Enfermedades Mentales
14. Neoplasmas
15. Enfermedades Osteomusculares
16. Otras enfermedades
17. Partería Ancestral en Chocó, Por Mosquera, L.M., RN.
18. Currículo de Partería de la Unión Europea.
19. Historia de la Enfermería en el Chocó.
20. Médicos del Chocó
    - Los Apóstoles del Chocó: Mis Memorias, Por Murillo, A.
      - Dr. Juan Bautista Luna Garrido
      - Dr. Tufik Meluk Aluma
      - Dr. Luis Felipe Diaz Paz
    - Grandes del Chocó, Por Gaitán, E.
      - Abadía, F. Américo, MD
      - Angel Arcos, Miguel, MD
      - Angulo González, Rubén Darío, MD
      - Arce Barrios, Rubén Darío, DDS
      - Asprilla Lozano, José Luis, MD

Barboza Avendaño, Lascario, MD
Castro Torrijos, Nestor, MD (QEPD)
Conde Baldrich, Guido DDS
Correa Baldosea, Miguel A., MD
Chamat Murillo, Franklin, MD
Curi Vergara, Nicolás F., MD
De León Torres, Leonel, MD
Díaz Hernández, Luis Felipe, MD
Díaz García, Mario Eliecer, MD
Dueñas Aluma, Jesús A., MD
Figueroa Meluk, Alfonso, MD
Gómez Rodríguez, Jesús Antonio, MD
González Couttin, Heliodoro, MD
Hoyos Urrutia, Harold Eder, MD
Mosquera Lara, Zacarias, MD
Mosquera López, Oscar Alberto, MD
Mosquera Montoya, Milton, MD
Mosquera Perea, Jesús Alberto, MD
Palacios Martínez, Cesar Augusto
Palacios Mosquera, Magnolio, MD (QEPD)
Prens Quesada, Onny, MD
Rentería Córdoba, Heandel, MD (QEPD)
Rodríguez Astié, Ariel, MD
Rodríguez Quiróz, Heliodoro, MD
Roldán Valencia, Ismael Euclides, MD
Salamandra Martínez, Nicolás Enrique, MD
Salazar Lozano, Mario Alirio, MD
Santacoloma, Rubén, MD
Sarria Misas, Antonio, MD
Torres Rumier, Alfonso, MD
Tunón Gómez, José Simón, MD
Varela López, Benjamín, MD
Vasquez L, Robustiano, MD

21. Hospitales
22. Futuro de la Salud en Chocó
23. Telemedicina
24. Epílogo
25. Bibliografía
26. Anexos
    1. Correspondencia en Pro del Chocó
    2. Correspondencia a su Santidad Papa Francisco
    3. Petición al Presidente de Colombia Gustavo Petro
    4. Carta a Leopoldino Perea, Presidente de Canatcol, AP
    5. Proyecto de Ley

## 1. PROLOGO

Hace 50 años le oí decir a un profesor chocoano, que el Chocó era un "pobre contento". Se refería a que, a pesar de las dificultades económicas, se "vivía sabroso", como dicen ahora en la política colombiana. El territorio era pacífico, de ríos y paisajes hermosos, gente alegre y festiva, y se podían disfrutar sus bellezas naturales sin riesgos de seguridad. Se estudiaba y trabajaba en paz, sin guerrilla ni narcotráfico. La minería era artesanal y la selva voluptuosa proveía productos como el chontaduro y el pescado, que evitaban el hambre.

Había el concepto de que las dificultades climatológicas y geográficas eran tan complejas que la guerrilla no se había interesado en esa tierra, pero, desafortunadamente, el único problema grave que azota a Colombia, el narcotráfico, descubrió que el pacífico colombiano era ideal para cultivar, producir y transportar droga hacia Estados Unidos vía Centroamérica. Como si fuera poco, grandes retroexcavadoras y dragas mecánicas reemplazaron las bateas de la minería artesanal generando una contaminación, deforestación y destrucción ambiental sin precedentes. Era la minería ilegal que llegaba cargada de mercurio.

Todo ese dinero fácil atrajo a las guerrillas en sus diversas denominaciones, a los paramilitares y a múltiples bandas criminales que aún hoy se enseñorean en el territorio. Llegó la violencia a sumarse a la pobreza, y a la salud paupérrima se le sumó la desnutrición y el desplazamiento forzado que afectó al 50% de la población creando cinturones de miseria en la periferia de Quibdó donde miles de campesinos se refugiaban de masacres como la de Bojayá, hoy aún impune.

Desde entonces el departamento se ha sumido en la corrupción y el crimen, y pareciera que en vez de avanzar retrocede. En esas condiciones, nada funciona bien y menos la salud que ya contaba con indicadores mucho peores que los del resto del país.

En el segundo período del gobierno Uribe, siendo ministro de salud el Dr. Diego Palacios, un médico que conocía al Chocó y había hecho su medicatura rural en Santa Genoveva de Docordó, se produjo el hecho más importante e impactante en la historia de la salud del Chocó: La afiliación simultánea, con cargo al presupuesto nacional, de 200.000 personas al régimen subsidiado de salud. Esta afiliación que hoy ya se completó y alcanza prácticamente a toda la población del Chocó, 550.000 habitantes, ha permitido un crecimiento importante en la oferta de servicios de salud y en la presencia de especialistas conllevando a una mejoría de la atención medica en buena parte de la población, sobre todo la urbana, que constituye el 44 % de los habitantes.

La población rural, mayoritaria, sigue explicando gran parte de los malos resultados en salud. El sistema nacional de salud funciona bastante bien para la Colombia urbana, blanca y citadina, pero es muy deficiente o inexistente en las remotas comunidades indígenas y afrocolombianas.

Los efectos de esa afiliación de la población Chocoana al régimen subsidiado con cargo al presupuesto nacional pueden verse hasta hoy en una mejoría parcial de los indicadores de salud como se muestra en la tabla a continuación. Desafortunadamente el departamento no cumplió su rol en ese proceso y múltiples escándalos de corrupción en el servicio seccional de salud y el hospital San Francisco de Asís han empañado el progreso logrado.

| Indicador | Promedio Nacional 2021 | Chocó 2008 | Chocó 2021 |
|---|---|---|---|
| Mortalidad Infantil 5 años /1000 NV | 13.71 | 80.01 | 36.48 |
| Mortalidad materna/ 100000 NV | 50.73 | 429.02 | 128.24 |
| Esperanza de vida al nacer | 76.68 años | 68.08 años | 71.62 |

Fuente: Indicadores básicos de salud 2021
Situación de Salud en Colombia.
Minsalud

**Como ya dije, esta mejoría de los indicadores y estos beneficios son casi exclusivos para las cabeceras municipales particularmente en la región central conformada por las principales ciudades, Quibdó, Istmina, Tadó y Condoto, y no se extienden a las áreas rurales donde habitan comunidades aisladas y la población es dispersa.**
**Las políticas de las EPS, la debilidad institucional y la corrupción política han impedido que las soluciones propuestas para esa población rural, específicamente el modelo de salud del Chocó promulgado por la OPS en 2009, se hayan aplicado para atender a la población en los campos, alrededor de 280.000 habitantes. Es eso lo que continúa explicando el que los indicadores de salud del departamento sean muy diferentes a los de Bogotá o Antioquia. Esta población está afiliada pero no recibe servicios efectivos o estos le llegan tardíamente.**

**Adicionalmente los determinantes sociales de la salud, empezando por la ausencia de empleo, agua potable y alcantarillado no permiten mejorar las condiciones de salud en la misma proporción que ha sucedido en el resto del país desde el advenimiento de la ley 100. Mas de 70 % de la población Chocoana continúa teniendo sus necesidades básicas insatisfechas.**

Es en estas dolorosas circunstancias donde esfuerzos como los del ilustre medico Jaime Gómez y su hija Claudia, quienes han hecho del ayudar al Chocó uno de los propósitos de su vida, se hacen más valiosos y merecedores de tanto agradecimiento y acompañamiento. No sé en qué momento nació su interés por esta desventurada tierra que, a pesar de sus riquezas naturales, biodiversidad, oro y platino, vive en la más absoluta violencia, miseria y abandono, pero su generosidad para con el departamento y su población debe ser merecedora de nuestra eterna gratitud. Su lucha abarca desde abogar por el canal del Atrato como obra redentora hasta la dotación y capacitación de parteras como solución a la mortalidad materna y neonatal, pasando por la mejoría de la desnutrición para influenciar positivamente la mortalidad infantil.

Fruto de esa vocación de servicio es este libro que nos sirve a todos para conocer la historia, los sacrificados médicos y los problemas de salud del departamento, y debería también servirnos para encontrar las soluciones.

Diversos autores, expertos en salud, o en el Chocó, o en ambos, han contribuido con sus escritos a buscar soluciones estructurales para un problema que recibe frecuentemente soluciones coyunturales.

El lector debería encontrar inspiradoras estas páginas en las que se plasma el amor por nuestra tierra, un amor desinteresado, el único que le sirve al Chocó y a sus habitantes en estos momentos de incertidumbre nacional.

Antonio Gómez, MD
Quibdó, Chocó.

## 2. INTRODUCCION

En Colombia se han proclamado varias constituciones, la primera que recuerde fue en 1886 firmada en Rionegro (Antioquia). Pasaron más de 100 años y la cambiaron por una más larga y complicada con muchos artículos transitorios.

Una de las grandes falacias en nuestro país, es la Constitución del Congreso Nacional, por ejemplo, Antioquia cuenta con 17 senadores, y diez departamentos no tienen representantes, entre ellos Chocó.

En otros países como Estados Unidos, la Constitución promulgada en 1776 tiene ocho páginas, y la han leído todos los habitantes en el colegio. Hay dos senadores por cada estado, elegidos por voto popular cada seis años, por lo tanto, hay 100 senadores representando los 50 estados.

Sería interesante saber cuántos colombianos han leído la Constitución de Colombia a pesar de que se encuentra fácilmente en Internet. Una forma de facilitar el conocimiento de la Constitución, es imprimirla en pequeñas ediciones de bolsillo, y exigir a los estudiantes en los colegios y universidades que la aprendan y examinarlos al respecto.

La Constitución de la República de Colombia expedida en 1991 tiene 380 Artículos y 55 artículos transitorios. La Constitución menciona en 17 lugares la palabra salud. Algunos de los apartes indican:

Artículo 44. "Son derechos fundamentales de los niños: la vida, la integridad física, la salud y la seguridad social, los derechos de los niños prevalecen sobre los derechos de los demás."

Artículo 49. "La atención de la salud y el saneamiento ambiental son servicios públicos a cargo del Estado. Se garantiza a todas las personas el acceso a los servicios de promoción, protección y recuperación de la salud."

**Artículo 49.** "Corresponde al Estado organizar, dirigir y reglamentar la prestación de servicios de salud a los habitantes y de saneamiento ambiental conforme a los principios de eficiencia, universalidad y solidaridad."

**Artículo 64.** "Es deber del Estado promover el acceso progresivo a la propiedad de la tierra de los trabajadores agrarios, en forma individual o asociativa, y a los servicios de educación, salud, vivienda, seguridad social, recreación, crédito, comunicaciones, comercialización de los productos, asistencia técnica y empresarial, con el fin de mejorar el ingreso y calidad de vida de los campesinos."

**Artículo 366.** "El bienestar general y el mejoramiento de la calidad de vida de la población son finalidades sociales del Estado. Será objetivo fundamental de su actividad la solución de las necesidades insatisfechas de salud, de educación, de saneamiento ambiental y de agua potable. Para tales efectos, en los planes y presupuestos de la Nación y de las entidades territoriales, el gasto público social tendrá prioridad sobre cualquier otra asignación."

**Para ser el documento más importante de la Nación sería interesante analizar si la Constitución se cumple en todo el territorio nacional o si son solamente palabras vanas que se lleva el viento.**

**Esta monografía la escribimos durante la pandemia del 2020 y hemos leído sobre el estado de la salud en los hospitales de Colombia, especialmente en las zonas periféricas como Chocó, Tumaco, Amazonas, Guainía, Vaupés, y Guajira. Con frecuencia solamente obtienen servicios cuando demandan al estado con una tutela.**

**El Presidente de la República habla todos los días por televisión, sin embargo, la economía se deteriora, el desempleo aumenta, ¿cuál debe ser el plan de acción?**

**La Constitución de 1991 establece las funciones del Procurador General de la Nación. Una de sus obligaciones es hacer cumplir leyes y decretos.**

**El artículo 277 de la Constitución, nos intriga por qué no se ha cumplido el decreto 749 de 2018:**

"Artículo 1. Creación.
Créase "Comisión Intersectorial para el Departamento del Chocó".
Este decreto fue promulgado para solucionar la Crisis Humanitaria que existe en el Chocó, denunciada por los Obispos de las tres Diócesis.
<https://mail.google.com/mail/u/1/#inbox/FMfcgxwGCQcWNIstCMJZBrhLLxhcbtTj?projector=1,>.

Esta denuncia fue confirmada por el Defensor del Pueblo y por las Naciones Unidas en el año 2014. Hasta ahora pocos ha respondido a ese llamado, con excepción de Canatcol, la Asociación Privada de los dueños de la zona del Canal de Colombia, que ha ofrecido crear la obra de infraestructura más rentable de Colombia. También la organización Sembrando Futuros, que se ha conectado con la Asociación Humanitaria Niños del Chocó, para ayudar en la recuperación nutricional de niños de bajo peso y estatura en este Departamento.

La Iglesia Católica tiene numerosos centros de docencia y el Padre Rafael García Herreros construyó el Minuto de Dios que incluye una Universidad y viviendas para sus pobladores. Este es un gran ejemplo de lo que se puede hacer en Chocó, para asistir a las comunidades y canalizar los recursos.

En 1991 la Ley 12 de Colombia aprobó los Derechos del Niño, en ella se incluye
lo siguiente:

- Derecho a la vida, la supervivencia y el desarrollo.
- Derecho a la igualdad.
- Interés superior del niño.
- Respeto a las opiniones y los sentimientos de los niños pequeños.

Este autor desearía saber si esta ley se cumple, si el Instituto de Bienestar Familiar de Colombia cumple con sus obligaciones legales. ¿Por qué hay más de 15.000 niños desnutridos en el Chocó? "¿Por qué niños de 5 a 10 años se suicidan por hambre?" según informó Radio Cadena Nacional de Colombia en 2012.

Hemos solicitado la colaboración de profesionales Chocoanos para escribir capítulos de este libro que dedicamos a todos los enfermos del Chocó y a los héroes que trabajan sin temor en clínicas y hospitales atendiendo a los enfermos durante la pandemia del Covid-19, una enfermedad para la que varias compañías han desarrollo vacunas que terminen con esta plaga a nivel mundial. En todo el mundo aplauden a los galenos y enfermeras en todas las oportunidades que se presentan.

El Chocó necesita que el Gobierno central cumpla con la Constitución y las leyes. Cómo es posible tener hospitales sin dotación, sin drogas y sin pago de
salarios al personal de salud? ¿Por qué los contratos de alimentación infantil no se cumplen o en algunos casos sirven alimentos dañados? ¿Por qué se siguen muriendo los niños del Chocó de desnutrición? ¿Por qué no se promueve la lactancia materna por 500 días? ¿Por qué no han organizado bancos de alimentos en cada municipio, en un local adyacente al Centro de Salud?

La Constitución de la República de Colombia, 1991
Ley Nº 12 (1991) dice:

Ley que aprueba la Convención sobre los Derechos del Niño:
"Por medio de la cual se aprueba la Convención sobre los Derechos del Niño, adoptada por la Asamblea General de las Naciones Unidas el 20 de noviembre de 1989."
Jaime G. Gómez, MD, Canatcol, AP – EE. UU.

## PREFACIO

La edición de "La Salud en Chocó, Colombia. ¡Una Prioridad Nacional!" ha sido una experiencia de profundizar en los valores de nuestra sociedad actual y de antaño. Tradicionalmente, es de admirar los valores que los médicos de los siglos 19 y 20 trajeron al Chocó. Cumplieron a cabalidad el Juramento Hipocrático creado por Hipócrates y sus discípulos hacia el año 460 AC y publicado en el "Corpus Hipocraticum" (en Latín) Volumen 1. **En 1948, se incluyó el Juramento Hipocrático en la "Declaración de Ginebra" que fue adoptada por la Asociación Médica Mundial (AMM) y ha sido revisada y enmendada en diferentes ocasiones (1968, 1983, 1994, 2005, 2006 y 2017). Este es el texto aprobado en octubre de 2017, en Chicago.**

**Como Miembro de la Profesión Médica, prometo solemnemente:**

**DEDICAR** mi vida al servicio de la humanidad;

**VELAR** ante todo por la salud y bienestar de mis pacientes;

**RESPETAR** la autonomía y dignidad de mis pacientes:

**VELAR** con el máximo respeto por la vida humana;

**NO PERMITIR** que consideraciones de edad, enfermedad o incapacidad, credo, origen étnico, sexo, nacionalidad, afiliación política, raza, orientación sexual, clase social o cualquier otro factor se interpongan entre mis deberes y mis pacientes;

**GUARDAR Y RESPETAR** los secretos que se me hayan confiado, incluso después del fallecimiento de mis pacientes;

**EJERCER** mi profesión con conciencia y dignidad, conforme a la buena práctica médica;

**PROMOVER** el honor y las nobles tradiciones de la profesión médica;

**OTORGAR** a mis maestros, colegas y estudiantes el respeto y la gratitud que merecen;

**COMPARTIR** mis conocimientos médicos en beneficio del paciente y del avance de la salud;

**CUIDAR** de mi propia salud, bienestar y capacidades para prestar una atención médica del más alto nivel;

**NO EMPLEAR** mis conocimientos médicos para violar los derechos humanos y las libertades ciudadanas, ni siquiera bajo amenaza;

**HAGO ESTA PROMESA** solemne y libremente, empeñando mi palabra de honor.

https://wma.net/es/policies-post/declaracion-de-ginebra/

Aunque el Juramento Hipocrático se originó en Grecia y la promesa fue dedicada a los dioses griegos como Apolo, Esculapio, Higía y Panacea, sabemos que desde la llegada de los españoles hacia los años 1500's, Colombia ha sido un país de profundas tradiciones Católicas y fuerte devoción Cristiana. Estos valores, han sido la columna vertebral de la medicina en Colombia. Sin embargo, en las últimas décadas las cosas han cambiado en nuestro país. Tal vez la influencia de los medios de comunicación ha traído otros valores a nuestra nación, y el anhelo del enriquecimiento, ha oscurecido estos importantes valores morales y éticos.

Al estudiar las vidas de los Galenos del Chocó vemos la vocación al Servicio, no solo se han desempeñado en el área de la medicina, pero muchos/as han ampliado sus ocupaciones en las áreas administrativas y posiciones gubernamentales. Varios médicos han dado su vida aun cuando no recibieron la remuneración económica por sus servicios.

Recuerdo cuando mi padre Dr. Jaime Gómez González, hacia mediados de la época de los 70, a cargo de la dirección de la Fundación Instituto Neurológico de Colombia en Bogotá, se desvelaba por las demoras de los pagos del Seguro Social, para pagar a sus médicos, enfermeras y personal. El era el último en recibir su sueldo. Aunque nunca nos comunicó su tensión, mi madre manejando nuestro hogar con cinco hijos si lo reflejaba. La fe y las oraciones fueron imprescindibles y nunca faltó nada. En otros países como Estados Unidos, los neurocirujanos son acaudalados, ya que el costo de una cirugía neurológica es muy alto. Pero, los médicos de la época no trabajaban por el dinero, sino por la filantropía y por proveer un servicio a la humanidad.

Hacia el año 2000, luego de dos décadas de vivir en Estados Unidos, logramos un sueño y fue crear la Fundación Sembrando Futuros, organización sin ánimo de lucro para abogar por los niños en situación de riesgo y pobreza de Colombia. Hacia el año 2012, luego de escuchar por Radio Cadena Nacional (RCN) de la muerte de niños y niñas del Chocó por malnutrición, dedicamos nuestros esfuerzos a trabajar por el Chocó. Como dice el nombre de la Fundación, apenas hemos sembrado semillas, pero esperamos que estas pequeñas semillas, sean como el árbol de mostaza, tan pequeñas, pero generadoras de uno de los árboles más grandes que existen.

Colombia y en especial el Chocó, con sus maravillosos recursos naturales y humanos es un país que podría estar en la cumbre financiera de América del Sur. Chocó produce el 47% del oro de Colombia y 100% del Platino. Chocó con sus costas sobre los dos océanos tiene un tesoro escondido, que al descubrirlo producirá millones de divisas, para actualizar la infraestructura del país, y de los departamentos donde ha reinado la negligencia. Es posible terminar la pobreza y es nuestra esperanza, que esto ocurrirá en las generaciones venideras, en nuestra amada Colombia.

Como el título del libro lo indica, "La Salud en Chocó, Colombia. ¡Una Prioridad Nacional!" la urgencia por crear un sistema de salud eficiente es necesario. Niños y madres mueren todos los días! No se puede esperar más!

Claudia Gómez Baldwin, M.Ed., Ed.S.
Fundación Sembrando Futuros

## 3. HISTORIA

### Santa María de la Antigua del Darién
Cesar Rivas Lara

La primera ciudad fundada en América por los españoles fue Santa María de la Antigua del Darién en octubre 1510 por Martín Fernández de Enciso y Vasco Núñez de Balboa, mediante cédula real de Burgos el 10 Julio 1515. Santa María la Antigua, fue capital de la gobernación de Castilla de Oro hasta 1520. Cuando los Españoles llegaron a Urabá, ya existía la Ciudadela del Darién, que eran un centro de intercambio económico entre varias tribus y donde gobernaba el Cacique Cémaco que opuso gran resistencia a los españoles. Fue Balboa quien dió vida a Santa María de la Antigua del Darién, a orillas del caño Tarena, en las Bocas del Atrato, a 25 km del Mar Caribe.

En Santa María se construyó la primera Catedral del nuevo mundo, y se ofició la primera misa. El primer hospital del nuevo mundo, los primeros médicos y enfermeras. Santa María gozó el privilegio de tener las primeras calles pavimentadas, y la primera casa de fundición del oro. Llego a tener 4.000 habitantes. Con la muerte de Balboa en 1519 por Pedrarias Dávila, se dispuso a abandonar la población. El 15 de mayo 1519, trasladó la capital de Castilla de Oro y fundó a Panamá. En 1524, despojaron y despoblaron por completo a Santa María de la Antigua del Darién y los indios le prendieron fuego. Desafortunadamente esta importante ciudad se cubrió de selva hasta que desapareció.

El Rey Leopoldo III de Bélgica, en 1957 envió expediciones para ubicar sus ruinas en Unguía. El monarca era arqueólogo. Sobrevoló el lugar, y acampó en él. Ordenó hacer excavaciones que tocaban piso de concreto.

"Juan Jacobo Muñoz, al hacer el inventario del hospital, presenta el cuadro completo de la primera sala de cirugía en una colonia en que el hombre vivía entre tigres y lagartos, donde perder narices, brazos, orejas o piernas era la diaria ocurrencia.
Los aparatos de cirugía cabían todos en una maleta, la mesa de operaciones no figura en el inventario y las drogas están por debajo de lo que lleva en un cuaderno de apuntes un brujo de Tolú. Pero lo que vale es la intención del hospital, el nombramiento del físico, el bacín de cobre, el caldero, las pinzas y el cuchillo. En el principio, eso era el hospital. Ya el médico sabría aprovechar la

medicina local, y la verdad es que muy pronto en todas las boticas empezaban a rotular los potes con leyendas como Bálsamo de Tolú."

El Departamento del Chocó está situado en el Noroeste de Colombia, limita con Panamá. Tiene una extensión de 44.530 km². Es el único departamento de Colombia con costas en los dos océanos. Limita al Oriente con Antioquia, al sur está separado del valle del Cauca por el río San Juan.  El Chocó está separado del océano Pacífico por la serranía de Baudó, que se extiende hacia el río San Juan por el Sur y hacia Panamá por el Noroccidente. La parte más baja de la serranía tiene 280 metros de altura y se encuentra al nivel de Coredó.  La cordillera Occidental de los Andes y el río Atrato, el cuarto más caudaloso del mundo con un aforo de 5,000 m3.seg. la separan de Antioquia.

El clima tropical es ardiente, húmedo con lluvias que llegan a 15 metros al año en la población de Lloró.   Chocó tiene 500.000 habitantes y 64% de desempleo. Está constituido por 98 % de Afrocolombianos y 2% de Indígenas.

En marzo de 2012, RCN informó que los "niños del Chocó entre 5 y 10 años se suicidaban por hambre". Investigamos y encontramos que el Departamento tiene la mortalidad infantil cinco veces mayor que en el resto del país (DANE). La mortalidad materna más alta del hemisferio Occidental solo semejante a la de algunos países de África como Ruanda.

Hay unos 15.000 niños desnutridos y anémicos (67% según el ICBF). 65% de la población vive por debajo de los niveles de pobreza en condiciones de vida infrahumanas en medio de ricas minas de oro y de platino. Chocó produce 47% del oro de Colombia equivalente a un millón de onzas Troy al año con un valor actual de más de mil setecientos millones de dólares. También produce 100% del Platino, pero nadie sabe cuánto por que se llevan el mineral en aviones a refinar a otra parte.  Es curioso que esto ocurra porque en la época de la Colonia, el Virrey Amar y Borbón le llevó 200 libras de platino al rey de España. Colombia sigue siendo despojada de todas sus riquezas naturales bajo la mirada amaurótica de las autoridades.

El Departamento del Chocó tiene 1.000 ríos, pero no tiene agua potable, no hay electricidad, no tienen comida y un gran porcentaje de las necesidades básicas elementales son insatisfechas.

**La salud está por los suelos:** Los doce llamados hospitales están en la miseria. En la capital, Quibdó los cirujanos tienen que comprar bolsas de agua para lavarse las manos antes de cirugía. En Riosucio tienen que operar a la luz de una vela. La falta absoluta de infraestructura imposibilita el traslado de los enfermos que muchas veces mueren en canoas impulsadas por esforzados remeros, a veces por motores de fuera de borda, pero esto es difícil por el costo de los combustibles ya que en el Chocó vale el doble de lo que se paga en el resto de Colombia.

La infraestructura del Chocó es muy limitada, la construcción de la carretera entre Quibdó y Medellín, 200 km ha durado más de diez años y con frecuencia está cerrada por derrumbes lo mismo que la que va a Pereira. En otras ocasiones las cierran los vecinos que ven esto como la única manera de protestar por la crisis humanitaria en que se encuentran.

La navegación fluvial también se dificulta porque ríos como el Truandó o el Salaquí tienen trechos largos de obstrucción por árboles que se caen y forman palizadas. En el río Truandó, estas se extienden por más de 15 kilómetros. Las palizadas existen desde hace más de cien años: fueron descritas en el libro de Kelley y Kennish en 1855, cuando descubrieron la ruta interoceánica Atrato-Truandó. Ni las autoridades departamentales ni el Gobierno Central han hecho nada por despejar la navegación fluvial.

Para completar la serie de calamidades, la guerra civil que ha sufrido Colombia desde hace más de 60 años ha sido especialmente cruenta en el Chocó. Los asesinatos, robos, secuestros y el narcotráfico han dejado profundas cicatrices en el Chocó. Hace unos 15 años las Fuerzas Armadas Revolucionarias de Colombia (FARC) asesinaron sin clemencia a cien personas, la mitad niños que se habían refugiado en la Iglesia de Bojayá.
El Cristo del altar fue mutilado y quedó sin brazos para perdonar a los malhechores, asesinos que finalmente pidieron perdón por su crimen a los habitantes de Bojayá.
Todavía quedan grupos subversivos que se ocultan en la selva y salen esporádicamente a cometer sus crímenes contra la población civil.

¿Por qué el Chocó es el departamento más pobre pero potencialmente el más rico de Colombia? Dados los recursos naturales del Chocó, como mencionamos es el único departamento con costas sobre los dos océanos. Comparte con Antioquia el cuarto río más caudaloso del mundo. Las fuertes lluvias características de la región y la obstrucción de las bocas del río Atrato por barras de arena que represan el agua, han convertido al valle del río en un gran lago como ocurrió en el periodo Eoceno hace 64 millones de años

La agricultura no existe debido a la abundancia de lluvias; solamente en algunas zonas se cultivan plátanos. Hace poco empezaron los primeros ensayos para sembrar arroz. La pesca ha declinado por que los ríos han sido contaminados por los mineros con mercurio. Es curioso que no se ha presentado una epidemia de enfermedad de Minamata como la ocurrida en el Japón, la cual fue descubierta en 1956.

Existen cerca de 800 dragas y retroexcavadoras que están destrozando el medio ambiente del Chocó, sin que las autoridades se preocupen. De vez en cuando se oyen las noticias de la destrucción por explosivos de esos valiosísimos equipos.

La educación da grima, en algunas escuelas los niños no pueden usar los sanitarios disponibles únicamente para los profesores. No tienen útiles escolares. La Fundación Sembrando Futuros envió útiles escolares a una escuela cerca de Unguía, superando las dificultades de la entrega en Turbo, y luego el envío por canoa hasta la población de Sapzurro en la cercanía a Unguía en la frontera con Panamá. Afortunadamente, las cajas llegaron a su destino. En cuanto a la educación universitaria, la Universidad Tecnológica del Chocó ocupa año tras año el último lugar en las pruebas del ICFES.

En el Chocó no hay industria, el desarrollo del comercio está detenido y la única oportunidad de trabajar es con el gobierno. Para ser elegido Gobernador los candidatos deben endeudarse para hacer campaña. Cuando son elegidos buscan la manera de resarcirse y de pagar las deudas con los dineros del erario público. No sabemos hasta donde haya llegado la justicia en estos casos de corrupción que parece como si fuera aprobada por el sistema vigente.

¿Cómo se podrían solucionar todos estos problemas? Desde hace varios años hemos pedido al Gobierno de Colombia, a los Congresistas reemplazar la Ley 53 de 1984 del Senador Chocano Daniel Palacios Martínez, firmada por el Presidente Belisario Betancur. Esta ley ordenó construir el Canal de Colombia y no se cumplió.

## 4. LA SITUACION DE LA SALUD EN EL DEPARTAMENTO DEL CHOCÓ.

Existen numerosas publicaciones en línea a las cuales se pueden acceder para conocer el estado actual de la Salud en el Departamento del Chocó. Hemos seleccionado algunas que reflejan la magnitud del problema.

22 de abril de 2020

"Este miércoles, en Red de Noticias, el Secretario de Salud del Chocó, Carlos Tirso, se refirió a la situación de los hospitales y de salud de su departamento, el cual es considerado uno de los más necesitados del país, y cómo ha actuado el gobierno frente a la pandemia del coronavirus.

"El departamento tiene un atraso de casi 40 años en comparación a otros territorios. Todos los contagiados con COVID-19 se están recuperando en sus casas, no hemos tenido complicaciones (...). En algunos territorios hay dificultades en accesibilidad para hacer acompañamiento humanitario por las amenazas de grupos armados".

"Chocó, el Departamento sin Salud" Colombia Plural.
https://colombiaplural.com/Chocó-departamento-sin-salud/
Guakuko Red de Comunicación

"La calidad del servicio de salud en el departamento del Chocó es muy mala, pues no se tiene los medios y no se hace mantenimiento oportunamente; no hay agua potable y los médicos que prestan sus servicios están en el año rural y no tienen la suficiente experiencia para atender los casos que se presentan. Se han visto casos en que los médicos han fallado y mueren los pacientes". El diagnóstico del coordinador de la Cruz Roja en Istmina, Jorge Luis Mosquera Mosquera, es tan contundente como la realidad que vive la ciudadanía del Chocó".

**SILVIA QUIRÓZ MENA (*) | 2019/01/24 04:13**
"Talento humano para abordar los retos en salud en el departamento del Chocó"
https://www.semana.com/opinion/articulo/retos-de-salud-en-Chocó-falta-de-talento-humano-por-silvia-quiroz-mena/599080

La Salud en Chocó, Colombia. ¡Una Prioridad Nacional!

**La Terrible Situación de la Salud en Chocó**"https://webcache.googleusercontent.com/search?q=cache:N0sToYoZ5aQJ:https://sostenibilidad.semana.com/impacto/articulo/Chocó-agoniza-el-sistema-de-salud-en-el-departamento/35621+&cd=9&hl=es&ct=clnk&gl=us&client=safari

"El Chocó sigue siendo uno de los departamentos con mayor cantidad de personas con necesidades básicas insatisfechas y eso se ve reflejado en los altos índices de pobreza, pero sobre todo en el precario sistema de salud con el que cuenta."

**La Peor Cara de Chocó: 25 Niños Muertos por Falta de Acceso a Servicios de Salud y Agua Potable** https://verdadabierta.com › Víctimas › Resistentes
"Hay que mantener la esperanza", le dijo Alberto Brunori, representante en Colombia del Alto Comisionado de Naciones Unidas para los Derechos Humanos, <co_quejas@ohchr.org>

**Actualización Análisis de Situación de Salud (ASIS) 2018 con el Modelo de los Determinantes Sociales de Salud Departamento del Chocó, Secretaria de Salud 2019.**

**Situación de Salud (ASIS), Secretaría de Salud del Chocó 2019.**
"Este documento resume toda la situación de salud del Chocó, se espera que la información que se registre sea de gran utilidad."

**Andrea Avella, M.D. del Grupo ASIS de la Dirección de Epidemiología y Demografía Ministerio de Salud y Protección Social**
https://Chocó.micolombiadigital.gov.co/sites/Chocó/content/files/000235/11716_asis_Chocó_2018.pdf

El departamento tiene una densidad promedio por kilómetros cuadrados de 11,07 Km2, considerada como una de las menores densidades de población del país, lo cual hace todavía más injusta la deplorable situación de la salud en este departamento.

## 5. CRISIS DENTRO DE LA CRISIS Y LOS HÉROES DE LA PANDEMIA

Fuera de la crisis humanitaria del Chocó que ya lleva aproximadamente 10 años y no se ha resuelto, en el año 2019 apareció la pandemia del Coronavirus-19, la cual empezó en la Provincia de Wuhan, China y se ha multiplicado por todo el globo terrestre. En Chocó, la situación ha sido trágica y se vieron casos de pacientes que murieron afuera del hospital, por falta de insumos y personal para tratarlos.

### HÉROES DE LA PANDEMIA

Médicos, enfermeras y personal paramédico quienes diariamente se enfrentan a la muerte de una enfermedad nueva para lo cual en este momento (2020) solo hay vacunas experimentales, son un ejemplo para la sociedad de valor, constancia y persistencia. Ellos son la primera barrera que enfrenta al enemigo invisible, muchos han caído y otros caerán. En muchos casos por falta de elementos para protegerlos.

El primer caso oficial de coronavirus fue el de una enfermera del Hospital San Francisco de Asís donde les deben 5 meses de sueldo. También se sabe del caso del Dr. Heandel Rentería Córdoba quien falleció por infección con el virus del Covid-19.

En los Estados Unidos, médicos y enfermeras son aplaudidos cada vez que aparecen en público, pues son los defensores de la comunidad. Otros trabajan largas horas para desarrollar una vacuna que sea segura y eficaz, pero este proceso es lento, toma tiempo y grandes recursos para desarrollar una que produzca anticuerpos necesarios para enfrentarse al virus corona. Hay otros que están haciendo ensayos clínicos para encontrar el tratamiento adecuado. Las medidas que los gobiernos han tomado han incluido el uso de máscaras, distanciamiento social de 3 metros y el aislamiento o cuarentena, cuando una persona se enferma.

En febrero del 2022 habían muerto 5.78 millones de personas en el mundo, más de 911.000 en los Estados Unidos y 136.000 en Colombia.

El Dr. José Julián Buelvas, médico intensivista de Barranquilla fue amenazado de muerte porque uno de sus enfermos falleció. Los enfermos con coronavirus han muerto porque ha tomado tiempo para encontrar los remedios eficaces contra este virus.

Luego de un año de la pandemia, se están utilizando vacunas experimentales creadas por compañías como Pfizer, Moderna y Johnson y Johnson. Se requiere tiempo para hacer los estudios y demonstrar que son eficaces. Mientras tanto los hospitales en Quibdó han estado copados. En situaciones de crisis como esta, los Ingenieros Militares de Colombia podrían instalar hospitales de campaña con la dotación necesaria y el personal de sanidad militar para atender a los enfermos. Aún en otros países han convertido buques en hospitales, y los han mantenido en muelles, aislados del público para evitar el contagio.

Lo anterior fue escrito cuando empezaba la pandemia en 2019, desde entonces y en tiempo récord aparecieron las vacunas que fueron altamente efectivas para detener la mortalidad y posteriormente un tratamiento efectivo con nuevos antivirales. En el Chocó solamente un 30 por ciento de la población recibió la vacuna gratuitamente.

Esta Pandemia hace pensar que tan lejos está nuestra civilización de ser extinguida por un virus, por un murciélago o un mosquito en el caso de varias de las enfermedades aquí expuestas. Si las primeras civilizaciones ocurrieron 6.500 años antes de Cristo con los Sumerios y todavía estamos sobre el Planeta Tierra, esto es indicación de la resiliencia humana, la cual es necesaria en Chocó, para superar la crisis humanitaria que se vive allí.

Otro héroe de la pandemia fue Benjamín E. Varela López M.D. "Un Chocoano de alma y corazón es buen Chocano también quien entrega su vida, ama, sirve y respeta al Chocó."

"Hace unos días cumplió un año más de vida el médico y amigo Benjamín E. Varela López. Sus colegas de la medicina le rindieron un cálido homenaje en reconocimiento a su labor profesional en nuestra tierra."

"El doctor Varela López, nació en Malagana (Bolívar) y en los albores de su juventud se vinculó a Quibdó para siempre. Es un Chocoano de alma y corazón que ha sufrido nuestras tragedias y gozado nuestras alegrías. Las endemias y males que nos agobian han sido para él su especialidad y su academia. Cuarenta y cuatro años de lidia haciendo de todo con todas nuestras deficiencias de medios científicos, es la más alta y significativa condecoración que le puede otorgar.

Fue médico interno del Hospital San Francisco en 1960. En el 64 regresó a la clínica de maternidad Rafael Calvo, en Cartagena, donde realizó estudios de anestesiología. A su regreso fue nombrado médico anestesiólogo del hospital. En 1979 fue jefe de atención médica. Primer presidente de "Coomesa" (Cooperativa de Médicos Especialistas) hasta el 2002, cuando se retiró por afecciones de salud.

El médico oferente cirujano, Dr. Jorge Elín López Valencia, en la noche del acto, expresó entre otras palabras: "Dios ha sido muy generoso conmigo porque ha puesto en mi camino a excelentes maestros a quienes me he aferrado tenazmente intentando asimilar algo de su sabiduría. El Doctor Varela ha sido uno de mis maestros". Palabras sinceras de agradecimiento a quienes los años y el desempeño profesional les dio la maestría.

En la vida particular, quienes tratamos y compartimos dichos momentos de complacencia festiva, sentimos inocultablemente su carácter sencillo, humilde y complaciente, descomplicado y afectuoso. Así ha transcurrido su vida transparente y pulcra de médico y ciudadano. Los Chocoanos nos honramos con su ejemplo, testimonio y herencia que sus hijos engrandecerán con el paso de los años, esperamos.

Un saludo y abrazo al médico y amigo con quien un día en nuestra ya lejana juventud, él estudiante de bachillerato en Cartagena (barrio San Diego), yo marinero de la patria, compartimos el mismo techo, entonces bajo la severa pero dulce tutela de la vieja Adela, como le decíamos, que se disgustaba cuando abusábamos de las altas horas de la madrugada. Muy temprano en la mañana, Doña Adela, con celo maternal preguntaba: —¿A qué horas llegó el Cújar?

Inolvidables recuerdos con el inconfundible aroma de los viejos callejones de Cartagena.

Cuál sería mi sorpresa cuando regreso a mi amada ciudad nativa y encuentro de médico y cirujano, al anterior estudiante, con quien compartimos el mismo alero de la vieja Adela (q.e.p.d.) en la calle Quero de Cartagena." [1].

**Referencia:**
1. **La Columna de Mena Mena**
© 2004 Chocó 7 días
http://www.Chocó7dias.vze.com

## 6. EPIDEMIOLOGIA – ENFERMEDADES PREVALENTES

### 6.1 SALUD MATERNA

Para el 2011, la razón de mortalidad materna para Colombia se estimó en 69,3 muertes por cada 100.000 nacidos vivos. Dieciocho (18) entidades territoriales reportaron razones de muertes maternas por encima del promedio nacional, los departamentos de Chocó, Putumayo, Caquetá, Guajira, Vichada, Cauca y Córdoba presentaron razones de mortalidad materna que duplican y triplican la mediana nacional.

Tabla 2. Mortalidad materna según tipo de muerte, Colombia, semanas epidemiológicas 01 a 47, 2017 a 2019

| Año  | Tipo de muerte | | | Total |
|------|----------|--------|-------------|-----|
|      | Temprana | Tardía | Coincidente |     |
| 2017 | 302      | 114    | 46          | 46  |
| 2018 | 254      | 156    | 70          | 48  |
| 2019 | 270      | 115    | 44          | 42  |

Fuente: Sivigila, Instituto Nacional de Salud, Colombia, 2017-2019

Tabla 3. Mortalidad materna según tipo de muerte, Colombia, semana epidemiológica 20, 2020 a 2021
Fuente: Sivigila, Instituto Nacional de Salud, Colombia, 2020-2021

| Año  | Temprana | Tardía | Coincidente* | Total |
|------|----------|--------|--------------|-------|
| 2020 | 116      | 72     | 11           | 190   |

**2021    162       35       13       210**

**Concidente: Causas externas
(Cuevas et al, 2014)**

Gráfico 9. Razón de mortalidad materna por departamento de residencia, Colombia 2011.

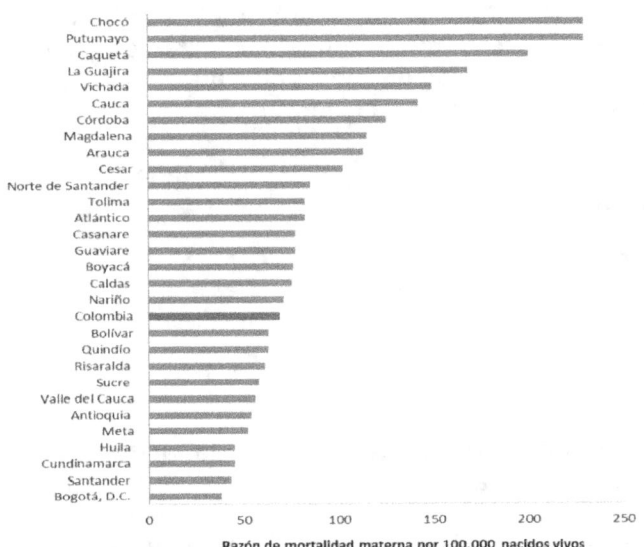

Fuente: Estadísticas Vitales DANE 2011.

## Causas de Mortalidad Materna

**Las causas principales de la mortalidad materna son las hemorragias después del parto y la hipertensión arterial causada por Eclampsia. Para reducir la mortalidad materna, la Fundación Sembrando Futuros y las damas de Minnesota, prepararon y enviaron a las parteras del Chocó elementos para atender un parto limpio. También obtuvieron de Médicos de Wisconsin y de la Fundación Medwish en Ohio, tensiómetros y fonendoscopios que se enviaron para ser distribuidos a las Parteras del Chocó. Y la Fundación Vitamin Angels, envió botellas de vitaminas prenatales para repartir entre las madres embarazadas.**

El control de la hemorragia postparto en muchos casos responde a la administración de Oxitocina. La hipertensión arterial que se presenta con la Eclampsia requiere la administración de drogas intravenosas y en ausencia de médicos o especialistas se podrían administrar por parteras graduadas en una escuela especial.

La mortalidad materna en los países desarrollados tiene un promedio de 12:100.000. En los países pobres, la mortalidad es mucho más elevada. La tasa que encontramos en el Departamento del Chocó en los últimos ocho años muestra las cifras más elevadas del hemisferio occidental.

**Mortalidad Materna Chocó**

2019 298:100.000
2018 329:100.000
2017 268:100.000
2016 87:100.000
2015 118:100.000

Sivigila, Boletín epidemiológico del Instituto Nacional de Salud de Colombia, Semana 52 2015 a 2019.

En los países desarrollados las mujeres embarazadas reciben cuidados prenatales cuatro veces en promedio; en Chocó, es posible que las madres embarazadas no reciban control natal, o el mínimo necesario.

**Complicaciones**

Las complicaciones son más frecuentes en mujeres adolescentes de escasos recursos económicos que viven en regiones apartadas. Las causas más frecuentes de mortalidad materna son:

1. Las hemorragias durante el parto que pueden acabar con la vida de la madre en un lapso de dos horas. La inyección de oxitocina detiene la hemorragia.
2. La preeclampsia con hipertensión arterial que pueden producir convulsiones y se pueden prevenir con la administración de sulfato de Magnesio.

3. La infección puerperal que se previene utilizando métodos asépticos como lavarse las manos antes de atender un parto una idea simple iniciada por el médico Samuel Weiss hace más de 200 años. (Boletín semanal del INS).

Tomamos del Boletín semana del INS la siguiente información relacionada con la mortalidad materna en Colombia.

¨En la semana epidemiológica 20 de 2021 se notificaron:
210 muertes maternas:
- 162 corresponden a mortalidad materna temprana (ocurridas durante el embarazo, parto y hasta los 42 días de terminada la gestación).
- 35 tardías (ocurridas desde el día 43 hasta un año de terminada la gestación) y
- 13 por causas coincidentes (lesiones de causa externa).

Se observa un aumento del 39,6 % en la mortalidad materna temprana respecto al 2020 (Tabla 3).

**TRISTE DIA DE LAS MADRES CHOCOANAS**

El mundo entero celebra hoy el día de las madres, es un día feliz para compartir con la familia y exaltar el amor materno por los hijos y estos por sus progenitoras. De ser un día de regocijo y satisfacción para compartir en todas partes con las personas queridas. Lamentablemente ese no es el caso en el departamento del Chocó, Colombia donde las madres mueren de parto con la mayor frecuencia del hemisferio occidental, solo comparable con algunas naciones de África. Las causas principales son las complicaciones del parto, hipertensión arterial, y hemorragia.
Las cifras del Departamento Nacional de Estadística de Colombia (DANE) revelan un aumento desproporcionado en 2016.

Se han hecho esfuerzos importantes por la Red Interétnica de Parteras del Chocó dirigida por la Enfermera Ledy Manuela Mosquera que incluye aproximadamente 800 parteros y parteras. En Ruanda han bajado la mortalidad materna con creación de una Escuela de Matronas, lo cual sería apropiado para ayudar al Chocó.

Otra cifra pasmosa es la mortalidad infantil del 51.9% revelada por el DANE y publicada por el semanario Chocó 7 días. En el resto de Colombia la cifra es de 19.2%. Una de las causas principales es la desnutrición que afecta al 67% de la población infantil. Hay necesidad urgente de informar a las madres de la importancia de la lactancia materna por 500 días. Este método aumenta la relación materno infantil y previene la malnutrición.

Una de las metas de programa de desarrollo de las Naciones Unidas es la reducción de la mortalidad materna en los países en vía de desarrollo. Se han organizado comités a los más altos niveles que recomiendan a los Gobiernos incluir el acceso a la Salud como uno de los Derechos Humanos [1].

En países del África Central se ha conseguido la reducción de la mortalidad materna con la creación de escuelas de Matronas, como una profesión universitaria. Se podría también pensar en especializar a las enfermeras en este campo, y en otros como enfermeras practicantes como existe aquí en Estados Unidos, en donde las enfermeras asisten a los médicos en consultorios, dispensarios y hospitales.

El Informe del Comité de Derechos Humanos de la Organización Mundial de la Salud (OMS) en 2017 declaró lo siguiente:
1. Defender el derecho a la salud en la legislación nacional.
2. Establecer un enfoque basado en los derechos para el financiamiento de la salud y la cobertura universal de salud.
3. Abordar los derechos humanos como determinantes de la salud.
4. Eliminar las normas sociales, y culturales que impiden la realización de los derechos (RCN 5.12.18).

**REFERENCIA:**

¿Por qué es tan baja la tasa de lactancia materna en Colombia? RCN 5.12.18
https://www.noticiasrcn.com/inviTadós/tan- Píldoras Chocó 7 días 5.12.18https:// periodicoChocó7dia.wixsite.com/ Chocó7dias/copia-de-editorial-4

## 6.2 ENFERMEDADES VIRALES:
### DENGUE, FIEBRE AMARILLA, RABIA, PARAPARESIA ESPASTICA TROPICAL.

La Organización Mundial de la Salud (OMS) considera que el dengue es una de las enfermedades arbovirales de propagación más rápida (OMS, 2013). Se han informado casos en más de 100 países. El dengue es causado por cualquiera de las cuatro variedades del virus del dengue transmitido por mosquitos (DENV-1, 2, 3 y 4) del género Flavivirus, familia Flaviviridae.

Una característica única del dengue es que la infección inicial (infección primaria) por cualquier serotipo DENV puede ofrecer protección (homotípica) contra la infección posterior por ese serotipo solamente. Si bien se supone que dicha protección es de por vida, la protección contra los DENV heterotípicos es transitoria. Cuando dicha protección cruzada disminuye, una infección posterior (infección secundaria) por un serotipo DENV diferente, puede en realidad provocar una enfermedad grave por dengue [5].

**Restrepo, BN; Piedrahita, LD; Agudelo IY, y cols.** estudiaron 469 pacientes con síndrome febril, de los cuales el 98,3 % eran afrodescendientes. El 28,4 % de ellos tenía dengue. Se identificaron los cuatro serotipos del virus con predominio del DENV-1. El diagnóstico se hizo por detección en suero de anticuerpos IgM, antígeno NS1, reacción en cadena de la polimerasa con transcriptasa inversa y aislamiento viral. Además, se recolectó información clínica y de laboratorio de los pacientes. El período de incubación es de 4 a 7 días. Los síntomas más frecuentes son fiebre, malestar general, nausea, vómito y erupción cutánea. La mayoría de las personas con dengue se recuperan en unas dos semanas. En algunos casos el Dengue Hemorrágico es con frecuencia mortal. Se hace el diagnóstico por fiebre alta, dolor de cabeza, vómito y dolor abdominal. Pueden ocurrir shock e insuficiencia circulatoria. El dengue hemorrágico sin tratamiento causa la muerte hasta en el 50 por ciento de los casos [4].

Según el Centro para Control de Enfermedades (CDC) de EEUU, "Cada año, hasta 400 millones de personas se infectan con dengue. Aproximadamente 100 millones de personas se

enferman por la infección y 22,000 mueren por dengue grave". (1)
Se aconseja reposo, y evitar la aspirina.
Los casos graves se deben hospitalizar en la Unidad de Cuidados Intensivos.
Sobia Idrees y Usman A. Ashfaq de Pakistán, concluyeron que "el tratamiento con antivirales siRNAs puede ser la solución que se ha buscado por muchos años".

La vacuna contra el dengue es utilizada para prevenir el dengue en humanos. A partir del 2019, una versión está disponible comercialmente, conocida como CYD-TDV, y se vende bajo la marca Dengvaxia. [7]

Dos nuevas vacunas vivas atenuadas contra el dengue se encuentran actualmente en ensayos de eficacia de fase III. Las compañías de la India han licenciado una vacuna experimental atenuada viva del NIH de EE. UU y la otra es un dengue tetravalente con base de proteínas desarrollada localmente.

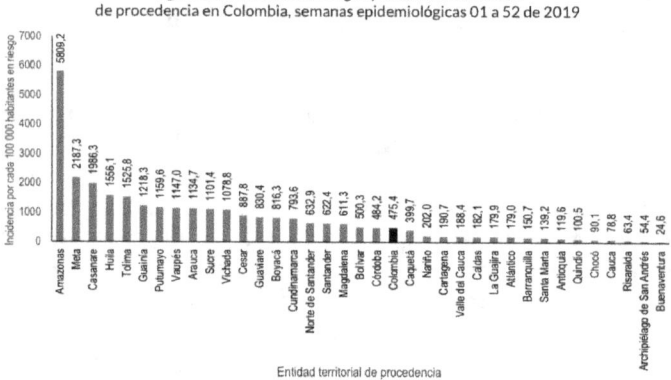

Figura 15. Incidencia de dengue por entidad territorial de procedencia en Colombia, semanas epidemiológicas 01 a 52 de 2019

Fuente: Sivigila, Instituto Nacional de Salud, Colombia, 2019

**REFERENCIAS:**

1. CDC https://www.cdc.gov/dengue/es/about/index.html

2. Pérez Cárdenas JE: Comunicación personal, 2020.

3. Pérez-Gutiérrez N, Amador-Leónab PA: Dengue: actualidades y estándares en el manejo clínico. Revisión de tema, Acta Colombiana de Cuidado Intensivo 2020
https://www.sciencedirect.com/science/article/abs/pii/S0122726220300410

4. Restrepo BN; Piedrahita LD; Agudelo IY, y cols: Infección por dengue: una causa frecuente de síndrome febril en pacientes de Quibdó, Chocó, Colombia
Biomédica 2016:36 (3): 438-446
<https://doi.org/10.7705/biomedica.v35i1.2345>

5. Sathyamangalam Swaminathana,*, Navin Khannaa: Dengue vaccine development: Global and Indian scenarios Sathyamangalam Swaminathana,*, Navin Khannaa,b,** International Journal of Infectious Diseases 2019; 84z(S80-S86,)
https://www.ijidonline.com/article/S1201-9712(19)30040-2/pdf

6. Sobia Idrees and Usman A Ashfaq* RNAi: antiviral therapy against dengue virus
Asian Pac J Trop Biomed. 2013 Mar; 3(3): 232–236.
https://www.ncbi.nlm.nih.gov/pmc/articles/PMC3631757/

7. Wikipedia, https://en.wikipedia.org/wiki/Dengue_vaccine

**FIEBRE AMARILLA**

En agosto de 1793 la Fiebre Amarilla llegó a Filadelfia, EEUU en un barco proveniente de Haití, Santo Domingo. En esa época, Filadelfia era la capital de Estados Unidos, y 20,000 personas salieron de allí y muy pocos médicos quedaron para atender a los enfermos. Uno de ellos, el Dr. Benjamin Rush quien había firmado la Declaración de Independencia de los Estados Unidos, se mantuvo en Filadelfia. Su hermana murió de Fiebre Amarilla y el la contrajo, sin embargo, sobrevivió. Para protegerse, la gente utilizó pañuelos empapados con vinagre, y aun con tabaco. Creyeron que el tabaco los protegería de la epidemia. La epidemia empezó a disminuir en noviembre de 1793 luego de cobrar la vida de 5,000 personas. Fue hacia el año 1900 que el Cubano Dr. Carlos Fenley descubrió que la enfermedad era transmitida por el mosquito Aedes Aegypti infectado con el virus Flavivirus.

Los síntomas de la Fiebre Amarilla incluyeron fiebre, dolor de cabeza, dolor muscular, sensibilidad a la luz, nausea, vómito, pérdida de apetito y mareo. Luego de disminuir los síntomas, si estos vuelven, se considera la fase tóxica, en que los ojos se tornan amarillos (ictericia), dolor de estómago, vómito, reducción de orina, disminución del latido cardiaco, falla hepática y renal, convulsiones y muerte.

La Fiebre Amarilla fue la causa de la muerte de 20,000 personas durante la construcción del Canal de Panamá. El Dr. Gorgas, Médico Militar que estuvo en Cuba y conoció al Dr. Finlay implantó las Brigadas Sanitarias que acabaron con los mosquitos e hicieron posible la obra del Canal de Panamá.

La Fiebre Amarilla fue erradicada con la vacuna desarrollada por el Dr. Max Theiler, Surafricano, que trabajó por 30 años con la Fundación Rockefeller. La vacuna fue desarrollada hacia el año 1930. El Dr. Theiler recibió el Premio Nobel por la Vacuna en 1951. Hoy en día, la Fiebre Amarilla esta erradicada, gracias a sus esfuerzos. Tomó 137 años para desarrollar esta vacuna.

**RABIA**

Escobar, 2005 informó que casos de rabia humana por murciélagos se informaron en la década de los 80 en Colombia, cuando dos personas murieron de rabia transmitida por quirópteros en la región del Darién [3]. En 1996, se encontraron tres casos en Chocó y ocho años más tarde se reportó un brote de rabia en la comunidad indígena Emberá, localizada en las márgenes del río Purrichá, al norte del Bajo Baudó. De este brote, fallecieron 14 niños, entre 4 a 12 años, confirmando diagnóstico de rabia en dos de ellos por el Instituto Nacional de Salud. Al año siguiente, 2005 tres personas en Pato y Nauca, Municipio de Alto Baudó, Chocó murieron con diagnóstico de rabia. De todos estos 17 casos, cuatro fueron típicos de rabia transmitida por murciélago hematófago, como la única variante presente en el material encefálico de la necropsia. [6]

Badillo, Mantilla, Pradilla y cols. en 2009 encontraron un caso de rabia por mordedura de murciélago Desmodus Rotundus en el área urbana de Florida Blanca, Santander. Usualmente, se ha creído en la transmisión de la rabia silvestre en zonas selváticas, pero este caso reportado en área urbana llama la atención a las autoridades de salud pública para proveer tratamiento, y vacunación en casos de mordedura por murciélago en zonas urbanas. [2]

**REFERENCIAS:**

1. Alvis N. De la rabia humana de origen canino y otras vergüenzas. Rev. MVZ Córdoba. 2006; 11:779-80.

2. Badillo, R., Mantilla, J.C., Pradilla, G. Encefalitis Rábica Humana por Mordedura de Murciélago en un Área Urbana de Colombia. Biomédica, 2009; 29:191-203.

3. Escobar E. La rabia: crónica de una experiencia. Medicina. 2005; 27:249-55.

4. Escobar E. La rabia transmitida por vampiros. Biomédica. 2004; 24:231-6.

5. Instituto Nacional de Salud. Rabia. Guía práctica para la atención de personas agredidas por un animal potencialmente transmisor de rabia. Serie de notas e informes técnicos No. 4. Sexta Edición. Bogotá: Instituto Nacional de Salud; 2002.

6. Valderrama J, García I, Figueroa G, Rico E, Sanabria J, Rocha N, et al. Brotes de rabia humana transmitida por vampiros en los municipios de Bajo y Alto Baudó, departamento del Chocó, Colombia 2004-2005. Biomédica. 2006; 26:387-96.

## PARAPARESIA ESPASTICA TROPICAL
El Pacífico Colombiano: remembranza de una epidemia olvidada.

Por Carlos A. Mora, M.D. Profesor Asistente de Neurología,
Escuela de Medicina de Virginia Tech, Roanoke, Virginia, EE. UU.

"Allá en la selva adentro del Chocó hay un caserío...es un pueblo pequeño, solo hay dos aserríos...es Candó" [del compositor Francisco Zumaqué. Banda sonora de la telenovela 'Candó', 1.969]

Los recuerdos del departamento del Chocó durante mi época de formación estudiantil y universitaria, entre los años sesenta y noventas del siglo XX, son vagos. Evoco a aquel sacerdote quien habiéndose caracterizado por ser 'blanco en la piel, negro en el alma y rojo en las ideas' pereció en un accidente de aviación cuando volaba sobre esa zona de Colombia. No hubo entierro, pues días más tarde, desde otro avión, otro sacerdote bendecía como 'camposanto' a ese inaccesible territorio de la geografía nacional.

Evoco también a ese joven chocoano quien, habiéndose matriculado para seguir la carrera militar en Bogotá, tuvo que enfrentar cada mañana el 'matoneo' de su oficial superior quien lo obligaba a gritar en voz alta y enfrente a todos sus compañeros el saludo que solo a él se le exigía: '¡Buenos días mi Amo!' hasta que llego ese día en el cual este joven no tuvo más paciencia y decidió entrar a la oficina de su oficial superior con un contenedor lleno de gasolina en sus manos, la cual vertió sobre la piel y uniforme del oficial, para luego prenderle fuego y ver como al oficial lo trasladaban a pasar los dos últimos días de su vida en la unidad de cuidado intensivo de un hospital de la ciudad y para finalmente ver terminada su carrera castrense y ser dado de baja y diagnosticado con un argumento de 'insanidad mental'.

Los recuerdos que tengo del Chocó siempre fueron recuerdos tristes, vagos y de amargura e injusticia social. Una zona geográfica famosa por su precipitación pluviométrica en el mundo, por su riqueza mineral y por su alta mortalidad infantil.

No sería sino hasta el año de 1.986 cuando en la sala de la biblioteca del Consulado de Colombia, en Washington, DC, yo abriría ese gran Atlas de Colombia, del Instituto Geográfico Agustín Codazzi, para estudiar en detalle la geografía de la Costa del Pacífico de Colombia. Las circunstancias me obligaban a ello, pues nos encontrábamos como becarios del Instituto Nacional de Salud (National Institutes of Health [NIH]) en Bethesda, Maryland. Realizábamos una investigación conjunta con nuestros colegas médicos y con los científicos de la Facultad de Medicina de la Universidad del Valle, con sede en el Hospital Evaristo García de la ciudad de Cali. Nuestro foco de atención era una enfermedad neurológica conocida entonces como la 'paraparesia espástica del Pacífico' y cuyo centro de epidemia se encontraba en la población de Tumaco, en la costa del departamento de Nariño. No fuimos los primeros, ni tampoco los últimos, entre los trabajadores de la salud quienes se acercaron a Tumaco, a sus alrededores y a la ciudad de Cali con el fin de participar en esta empresa científica, la cual especialmente cubrió el periodo de los años ochenta y noventa del siglo XX. Vinieron primero aquellos funcionarios y exploradores del Ministerio de Salud Nacional, de la Universidad Nacional, de la Universidad del Valle, de la Universidad de Miami; y luego vendrían los científicos del Japón, los de la Universidad de Chile y los del Instituto Pasteur de Paris. No se equivocaba uno de los investigadores tempranos de la enfermedad cuando un día dijo 'La paraparesia da para todos'.

La enfermedad fue posteriormente cambiando de nombre en los diferentes puntos geográficos del globo en donde esta había sido registrada. Para nosotros, dejo de llamarse 'paraparesia espástica del Pacífico'; para los neurólogos de la Universidad de las Indias Occidentales (University College of the West Indies, con sede en Jamaica, Barbados y Trinidad) dejo de llamarse 'neuropatía jamaicana' tal como la había descrito Eric K. Cruickshank en 1.956; y para los investigadores japoneses la enfermedad comenzaría a designarse con la conjunción de dos abreviaturas en inglés: 'HAM/TSP', la cual significaría en español 'mielopatía asociada al retrovirus HTLV-1/paraparesia espástica tropical', y así es como se le ha denominado a esta enfermedad hasta el presente. Una enfermedad que es crónica, progresiva, que especialmente afecta los cordones de la medula espinal, y que se asocia al primer retrovirus que se identificó en humanos, el virus linfotrópico humano de células-T del adulto (en inglés, human T-lymphotropic virus type-I [HTLV-1]).

Estos descubrimientos llamaron fuertemente la atención de varios epidemiólogos del orbe quienes, por un instante, pensaron que habían encontrado el Santo Grial de la neuro-inmunología de entonces, o sea, la causa de la tan conocida enfermedad del sistema nervioso, esclerosis múltiple. Algunos pacientes del Pacífico de Colombia fueron entonces traídos al Centro Médico del NIH, en Bethesda, Maryland, durante lo que en USA fue la primavera y el verano de 1.987 (marzo a agosto). Los pacientes no venían solos, pues se daba el caso de que la enfermedad neurológica de posible origen viral afectaba a varios miembros de una misma familia, no solo en Tumaco, Nariño, sino también en el Cauca, en el Valle y en el departamento del Chocó.

En especial, recuerdo a dos familias que vinieron a Bethesda durante ese verano de 1.987. Una pareja que venía del norte de Buenaventura y una pareja que venía de Tumaco junto con su hijo adolescente de 13 años. Los pacientes venían a participar en estudios clínicos especialmente coordinados por el servicio de neuro-inmunología que dirigía Dale McFarlin. Era una época de intenso entusiasmo pues la tecnología de la imagenología por resonancia magnética nuclear (MRI en inglés) apenas había salido a la luz, así como técnicas novedosas en virología como lo era la amplificación genómica por medio de la determinación de cadenas de polimerasa (PCR en inglés), lo cual permitía identificar los ácidos nucleicos de un virus sin necesidad de pasar por las entonces tradicionales técnicas de cultivos celulares, inoculación al cerebro de ratón lactante, inoculación al embrión de pollo, identificación de anticuerpos neutralizantes en el huésped, transferencia del agente infeccioso en fluidos de un animal a otro, o la difícil preparación y ejecución de microscopia electrónica en especímenes clínicos.

En ese entonces, a pesar de haber terminado una especialización en neurología en Colombia, yo aún carecía de lo que se llamaba 'privilegios clínicos' para poder entrevistar, examinar y formular pacientes en tal institución médica. Así, mi rol con estos pacientes, quienes nos visitaban del Pacífico colombiano, consistía en el servir como interprete, mediador social, conductor, guía turístico, y 'negociador' con los científicos del grupo del Dr. McFarlin y los de nuestro laboratorio para que los especímenes clínicos (sangre, líquido cefalorraquídeo, orina) que se coleccionasen de estos pacientes fuesen equitativamente distribuidos entre los varios laboratorios del NIH que tenían la capacidad de aislar el virus, hecho que aún no había sido logrado ni reportado en la literatura médica. A un nivel más específico, mi rol en el laboratorio consistía en el llevar a cabo exámenes serológicos para detección de anticuerpos por medio de las técnicas de inmunoensayo enzimático (ELISA) y Western blot e identificación del antígeno viral por medio inmunofluorescencia en cultivos de linfocitos.

Era una época de intensa competencia e intrigas en el campo de la investigación científica, y con especial atención, en el terreno de los retrovirus humanos, pues en ese entonces, al ahora llamado 'virus de la inmunodeficiencia humana' (VIH) se le conocía como 'virus linfotrópico humano tipo III' (HTLV-III) en las Américas, mientras que, en Europa, y especialmente en Francia, se le conocía como 'virus asociado a linfa-adenopatía' (LAV en inglés). Era la época de la primera fase de investigación clínica con el VIH y el síndrome de la inmunodeficiencia adquirida (SIDA). Apenas comenzaba a hablarse de lo que unos años más serían las primeras drogas para el tratamiento de esta condición, que en ese entonces era mirada con mucho estigma, como una peste tenebrosa que excluía de la sociedad a quienes la sufrían. Con relación al virus HTLV-I y la paraparesia espástica tropical, existían en el centro clínico del NIH por lo menos tres laboratorios interesados en aislar el virus de los especímenes de los pacientes neurológicos. El laboratorio al cual yo estaba adscrito era el Laboratorio de Estudios del Sistema Nervioso Central, y este, junto con el laboratorio del Dr. McFarlin, eran parte del Instituto de Enfermedades Neurológicas (NINDS). El tercer laboratorio era el laboratorio de los epidemiólogos del Instituto Nacional del Cáncer (NCI en inglés) especialmente coordinado por William Blattner, quien también tenía sus contactos con los patólogos del Hospital Evaristo García en Cali. Podemos decir que, a pesar de los intereses particulares de cada laboratorio, siempre existió una sana competencia y colaboración entre los investigadores envueltos.

No podemos escribir una remembranza de lo que fue este trabajo científico, con y por los pacientes neurológicos del Pacífico colombiano, sin evocar el nombre del médico neurólogo con quien más directamente trabajamos durante esos años a los cuales, desde entonces, denomino como 'mi periodo científico' (1.985-1.992). Me refiero al Dr. Vladimir Zaninovic, quien, habiendo crecido en Bugalagrande, departamento del Valle, y habiendo estudiado medicina en la Universidad Javeriana en Bogotá, siempre se sintió muy orgulloso de su inmediato y fuerte ancestro Croata, al punto de haber escrito la siguiente frase en el prólogo de uno de sus libros sobre la paraparesia espástica tropical: "Dedico esta obra a mis dos patrias, Croacia y Colombia, víctimas de unas guerras civiles que han generado más muertos que lo que han generado todos los retrovirus humanos juntos". No solo fue su afición por la pesca marítima lo que llevo a Vladimir a interesarse por la paraparesia espástica del Pacífico, sino la ventura del destino que le llevo a su encuentro con un médico joven, cirujano y director del Hospital General de Tumaco, el Dr. Robin Biojó. Fue el Dr. Biojó quien indujo a Vladimir a comenzar a investigar la razón por la cual varios pacientes de la localidad de Tumaco presentaban una enfermedad crónica que afectaba la marcha y llevaba a la incapacidad motora. La razón no podía ser más potente, pues el mismo Dr. Biojó lo dijo a todo pulmón, y en inglés, durante un ateneo ('Grand rounds' en inglés) en el NIH de Bethesda: "La primera paciente con paraparesia espástica tropical en Tumaco...fue mi abuela". Los estudios epidemiológicos de la paraparesia espástica tropical en Tumaco se consolidaron con los estudios de casos y controles llevados a cabo por el Dr. Cesar Arango, profesor de Medicina y especialista en enfermedades infecciosas de la Universidad del Valle, y quien tuvo como colaboradores a los doctores Mauricio Concha y Jorge M. Trujillo, quienes realizaron su medicatura rural en Tumaco, y bajo la dirección del Dr. Arango.

Las investigaciones de la llamada, por Vladimir, 'Patrulla PEP' (patrulla investigadora de la paraparesia espástica del Pacífico), se extendieron más allá de Tumaco y llegaron, por el sur, hasta la provincia ecuatoriana de Esmeraldas, y por el norte, cubrieron las costas de los departamentos del Valle, Cauca y Chocó. Las investigaciones nos llevaron a contactar a los neurólogos del Hospital San Vicente de Paul, Universidad de Antioquia, en Medellín (Dr. Iván Jiménez), quienes en 1.987 nos dieron muestras de sangre de pacientes del Urabá antioqueño, resultando estas positivas para anticuerpos contra el virus HTLV-I y mostrando, primera vez en Colombia, que el virus trascendía áreas geográficas, pasando al litoral Caribe. Mi rol a nivel científico era el de recibir, identificar, y procesar en el laboratorio las muestras que llegaban de Colombia, especialmente del grupo de la Universidad del Valle. Durante un periodo de siete años, en el NIH de Bethesda, recibimos miles de muestras de pacientes, sujetos control y familiares de pacientes, para estudio serológico de anticuerpos y, cuando llegaba sangre en contenedor heparinizado, aislamiento de linfocitos y cultivo celular para aislamiento del virus. Debe reconocerse que, en últimas, el virus fue aislado por primera vez de los pacientes neurológicos quienes visitaron el NIH de Bethesda durante ese verano de 1.987 por el Dr. David M. Asher, virólogo y pediatra del laboratorio del Dr. Gibbs, al cual yo estaba adscrito. Igualmente, merece reconocimiento especial la Dra. Pamela Rodgers-Johnson, neuróloga de origen jamaiquino, con especialización en neurología en el Reino Unido, y quien mantuvo siempre una estrecha colaboración con el grupo científico de la Universidad del Valle. Su presencia en el NIH y en la vecindad de Washington, DC, no resultaron del azar, pues su esposo, el Embajador Keith Johnson, era el jefe de la misión diplomática de Jamaica en Washington, DC.

Vinieron luego los análisis que mostraron que este virus no solo predominaba en pacientes que vivían en zonas costeras, sino que también entre población caucásica y se pudieron encontrar algunos casos en los Andes. Era ya claro que el virus se podía transmitir por leche materna y por contacto sexual frecuente y con la misma persona durante largos periodos. Evoco, acudiendo como voluntario a una campaña de donación de sangre en Bogotá, en 1.988, el haberme enterado de que los organismos a cargo del examen de muestras de donantes no examinaban la presencia del virus HTLV-I con el argumento de que este virus solo se había encontrado relacionado con enfermedad entre algunos habitantes de la costa del Pacífico y que, por tanto, no se justificaba el examinar donantes de sangre en las alturas andinas. Recuerdo también el haber motivado al Dr. L. Cartier, de la Universidad de Chile, a buscar la presencia de HTLV-I en momias precolombinas que habían sido recientemente halladas en el desierto de Atacama, al norte de Chile, y en la población isleña de Rapa-Nui, en la Isla de Pascua. El Dr. Cartier y su grupo no solo pudieron encontrar evidencia de presencia del virus en las momias y en los nativos de esta isla, sino que también, en colaboración con nosotros, se pudo encontrar la presencia de la paraparesia espástica tropical en pacientes con origen étnico diferente y en áreas metropolitanas de alta presencia de comunidad caucásica, como lo era la ciudad de Santiago de Chile. Vinieron posteriormente los reportes y casos anecdóticos, como lo fue la asociación del virus con la polimiositis en Jamaica, y con la esclerosis lateral amiotrófica en Barbados, lo cual logramos en colaboración independiente con el Profesor Owen Saint-Cyr Morgan (Mona, Jamaica), y el Dr. David Corbin (Bridgetown, Barbados), profesores en el University College of the West Indies; y el caso singular de una paciente procedente de la isla de St. Croix (Islas Vírgenes), quien tras la administración de Azidotimidina presentó pronta recuperación clínica (Dr. J. Gómez G.). Un subsecuente estudio clínico realizado con Azidotimidina en el Reino Unido no pudo validar la eficacia de este antiviral en paraparesia espástica tropical, siendo reemplazado por otro inhibidor nucleósido de la transcriptasa reversa, la Lamivudina, la cual mostró transitoria disminución del nivel de RNA viral en sangre de pacientes con paraparesia espástica tropical (estudio publicado por G.P. Taylor en 1.999).

En mi aún activa práctica de la neurológica clínica, tengo una frase que frecuentemente digo cuando me comunico con pacientes y con sus allegados: 'El tiempo es el mejor amigo'. Así, a comienzos de este año de 2.023, y mirando retrospectivamente la historia de la epidemia de paraparesia espástica tropical, la cual ya hoy en día se admite que no solo se presenta como 'paraparesia', no siempre es 'espástica' y no siempre es 'tropical', podemos atrevernos a concluir que la enfermedad neurológica es el resultado de un fenómeno 'para infeccioso', durante el cual, tras la inicial exposición al virus HTLV-I, el sistema inmune desencadena una respuesta exagerada llevando a un proceso de inflamación y degeneración del tejido nervioso de manera colateral. Es, en otras palabras, un fenómeno muy similar al cual se observa en neuro-inmunología con los ya bien reconocidos 'síndromes paraneoplasticos', durante los cuales el sistema inmune crea, por error, anticuerpos contra el tejido nervioso en un paso en falso que llamamos 'mímica molecular', y el cual no es otra cosa que aquello que en la terminología castrense se conoce como 'fuego amigable'.

Para terminar, así como ha solido ocurrirle a las luminarias estrellas de cine, la paraparesia espástica tropical dejo de ser famosa en el ámbito científico de la neurología contemporánea para dar paso a nuevas celebridades en las ultimas décadas, como lo han sido las epidemias causadas por diferentes virus como el del Zika, el del Chikunguña, el del Ébola, el del SARS-CoV-2

(COVID-19) y el de la viruela del mono, sin dejar de lado los brotes de Dengue hemorrágico, el desarrollo de terapias para el tratamiento de la leuco encefalopatía multifocal progresiva (causada por el virus John Cunningham), los avances significativos en la terapia contra el SIDA y sus complicaciones neurológicas y todo el interés que, por décadas, ha mantenido el desarrollo de las vacunas contra la malaria, pues, como neurólogos, hemos conocido las manifestaciones de la temible malaria cerebral.

Ciertamente, la prevalencia de la paraparesia espástica tropical pudo ser disminuida con campañas de prevención en la transmisión del virus, las cuales no siempre se aplicaron de la misma manera en diferentes regiones del mundo. Por ejemplo, en el Japón, el ministerio de salud recomendó la inmediata suspensión de la lactancia en las mujeres portadoras del virus HTLV-1, medida que por razones socioeconómicas era muy difícil de realizar en otros países del orbe con situación social y económica diferente. Con toda seguridad, la misión de quienes tienen el deber del salvaguardar la salud pública del Pacífico colombiano deberá enfocarse en atender las necesidades urgentes del momento presente, como lo es la reducción de la alta tasa de mortalidad infantil en el Departamento del Chocó y el mejoramiento de infraestructuras que permitan desarrollo educativo, social, económico y cultural para la región. Tendremos que contribuir y volcar todo nuestro espíritu investigador para así, de nuevo, motivar a las nuevas generaciones de médicos y demás profesionales para dar a los habitantes del Pacífico colombiano el mismo nivel de progreso y bienestar que han gozado las otras regiones de ese precioso territorio que hoy llamamos...Colombia.

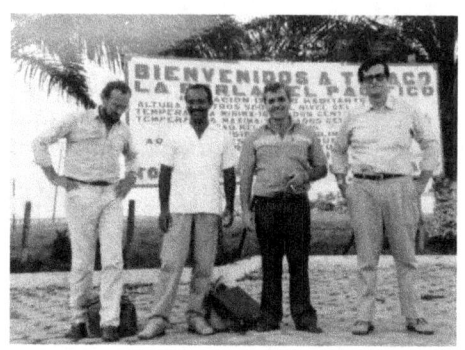

Expedición a Tumaco, Nariño, Colombia. Octubre 17, 1.986. De izquierda a derecha: Wolfang Bedge (entomólogo de la Universidad del Valle), Dr. Robin Biojó (cirujano y director del Hospital de Tumaco), Dr. Vladimir Zaninovic (neurólogo de la Universidad del Valle) y Carlos A. Mora (el autor).

**REFERENCIAS:**

1. Arango C, Concha M, Zaninovic V, Corral R, Biojo R, Borrero I, Rodgers-Johnson P, Mora C, Garruto RM, Gibbs CJ Jr, et al. Epidemiology of tropical spastic paraparesis in Colombia and associated HTLV-I infection. Ann Neurol. 1988;23 Suppl: S161- doi: 10.1002/ana.410230736.

2. Beilke MA, In DR, Gravell M, Hamilton RS, Mora CA, Leon-Monzon M, Rodgers-Johnson PE, Gajdusek DC, Gibbs CJ Jr, Zaninovic V. In situ hybridization detection of HTLV-I RNA In peripheral blood mononuclear cells of TSP/HAM patients And their spouses. J Med Virol. 1991 Jan;33(1):64-71. doi: 10.1002/jmv.1890330113.

3. McKhann G 2nd, Gibbs CJ Jr, Mora CA, Rodgers-Johnson PE, Liberski PP, Gdula WJ, Zaninovic V. Isolation and characterization of HTLV-I from symptomatic family members with tropical spastic paraparesis (HTLV-I encephalomyeloneuropathy). J Infect Dis. 1989 Sep;160(3):371-9. doi: 10.1093/infdis/160.3.371.

4. Zaninovic V, Arango C, Biojo R, Mora C, Rodgers-Johnson P, Concha M, Corral R, Barreto P, Borrero I, Garruto RM, et al. Tropical spastic paraparesis in Colombia. Ann Neurol. 1988;23 Suppl: S127-32. doi: 10.1002/ana.410230730.

## 6.3 ENFERMEDADES PARASITARIAS

Las Enfermedades Parasitarias pueden aparecer al nacer, o años más tarde y se pueden localizar en diferentes órganos.

En el Boletín Epidemiológico Semanal del Instituto Nacional de Salud de Colombia solamente encontramos referencia a la Leishmaniasis. No aparecen parásitos intestinales como los Ascaris, Helmintos, Amibas, que son muy frecuentes en las regiones Tropicales. Hay muy pocas referencias a la Enfermedad de Chagas que puede afectar el corazón.

Dentro de los helmintos están la Tenia Solium de los cerdos y la Tenia Saginata de los bovinos. Cuando los humanos comen carne de cerdo o de vacunos cruda o mal cocida, ingieren cisticercos que van a producir la Tenia.

Los humanos y los cerdos o vacunos que ingieren los huevos de la Tenia Solidum (expulsadas en las heces que contaminan el agua o los alimentos) desarrollan la cisticercosis que se pueden alojar en cualquier parte del organismo, especialmente en el cerebro, los músculos y los ojos. La cisticercosis cerebral se puede calcificar y aparecen como pequeñas manchas que se ven en las imágenes radiográficas del cerebro o de los músculos.

Con frecuencia estos parásitos calcificados irritan la corteza cerebral y producen convulsiones. Estudios epidemiológicos de Epilepsia en Bogotá, realizados por el Instituto Neurológico con la colaboración de la Universidad Nacional y la Alcaldía de la capital mostró una cifra muy alta. Las dudas se despejaron cuando se repitieron los estudios epidemiológicos en Cali por el Neurocirujano Dr. Arcesio Zúñiga y en Bucaramanga por el Neurólogo Dr. Gustavo Pradilla. Otros estudios hechos en Medellín encontraron una frecuencia muy alta de resultados de exámenes para Cisticerco en las personas con convulsiones.

Cuando los cisticercos se localizan en los ventrículos cerebrales o en las cisternas meníngeas se produce hidrocefalia.

El tratamiento quirúrgico no siempre produce resultados satisfactorios. Afortunadamente el Neurocirujano Mexicano

Clemente Robles, tenía un amigo veterinario quien le sugirió usar una droga tenicida que se administraba en los cerdos con cisticercosis. El Dr. Robles trató y curó el primer paciente con Cisticercosis en México. Pronto se difundió la noticia y se empezaron investigaciones clínicas en diferentes países. En Colombia se iniciaron en Cali y en Medellín. El primer enfermo que tuvimos la oportunidad de tratar en el Instituto Neurológico de Colombia tenía Cisticercosis de la fosa posterior, la cual fue intervenida. El paciente continuó en coma. Tres días después de la operación mi hermano Eduardo me envió desde Cali las tabletas de Praziquantel. Al día siguiente el enfermo recuperó el conocimiento y poco después salió a su vivienda. Cinco años después fui a visitarlo a su residencia en otra población, lo encontré rodeado de cerdos, pero en buenas condiciones generales.

En mi experiencia en el hospital Holy Cross en Fort Lauderdale, Florida, en Estados Unidos, solo conocí seis casos de cisticercosis en inmigrantes, entre 1988 y 1992. O sea que en este país la cisticercosis está prácticamente erradicada debido a las detalladas prácticas de sanidad, a los permisos y licencias que deben obtenerse en la cría de animales y a las visitas de representantes del Departamento de Agricultura a las fincas e industrias de procesamiento de carne de cerdo.

En un estudio por Agudelo, Restrepo y Palacio en el 2008, en Andagoya, Chocó en una muestra de 30 adultos se encontró que hay conocimiento parcial de la teniasis y cisticercosis en esta pequeña muestra de la población de criadores de cerdos y sus familias y la población local que incluyó líderes, carniceros y técnicos de saneamiento ambiental. Se encontraron anticuerpos contra la teniasis en 8,7 % de la población y en 20,9% de los cerdos. Sólo 21,7 % tenían acceso a inodoro, 39,1 % a letrina, 26,1 % defecaban en campo abierto y 8,7 % en el río [1].

Los autores encontraron que "Identifican la cisticercosis como una enfermedad sólo del cerdo y no del humano, considera la teniasis como una enfermedad de transmisión fecal y no ocasionada por el consumo de carne de cerdo con cisticercosis." Y que se utilizan remedios caseros en muchos casos de infestación con tenia [1].

Las conclusiones del estudio indican la necesidad de desarrollar campañas informativas para educar a la población en cuanto a este riesgo para la salud pública en esta zona de Colombia. Agregamos, que es una alerta roja para el gobierno de crear infraestructura que incluya alcantarillado, sanitarios y la descontaminación de los ríos, para evitar estas infecciones que las prácticas preventivas pueden eliminar.

**REFERENCIAS:**

1. Agudelo-Flórez, P., Restrepo, B.N. y Palacio, L.G. Conocimiento y Prácticas sobre Teniasis-cisticercosis en una Comunidad Colombiana (Andagoya, Chocó), 2008.

2. Agudelo-Flórez P, Palacio LG. Prevalencia de anticuerpos para Taenia solium en humanos y cerdos en una zona endémica colombiana. Rev Neurol 2003; 36:706-709.

**LEISHMANIASIS**

De acuerdo con el Centro para Control de Enfermedades de los EE. UU. "La Leishmaniasis es una enfermedad parasitaria que se encuentra en partes de los trópicos, subtrópicos y el sur de Europa. Está clasificada como una enfermedad tropical desatendida (NTD). La Leishmaniasis es causada por la infección con parásitos Leishmanía, que se transmiten por la picadura de flebótomos. Hay varias formas diferentes de Leishmaniasis en las personas. Las formas más comunes son la Leishmaniasis cutánea, que provoca llagas en la piel, y la Leishmaniasis visceral, que afecta a varios órganos internos (normalmente bazo, hígado y médula ósea)."

La leishmaniasis mucosa (LM) es una forma clínica severa de la leishmaniasis caracterizada por destrucción de la mucosa oral, nasal o ambas producida por leishmaniavirus (LRV1).

En una muestra de 33 pacientes con LM (n=33) atendidos en el Centro Dermatológico Federico Lleras Acosta (CDFLLA) entre el período 2007 – 2017 y los controles pacientes con Leishmaniasis cutánea (LC) y sin LM (n=71), 71.7% fueron del género masculino y la media de edad en la cual desarrollaron la LM fue de 40 años. La confirmación de la infección por Leishmanía spp y la detección de LRV1 fue mediante RT-qPCR [1].

Leishmaniasis en el Chocó y en Colombia

Boletín Epidemiológico del INS Semanas 52

| Año | Chocó | Colombia |
|---|---|---|
| 2017 | 255 | 52 |
| 2018 | 211 | 75 |
| 2019 | 209 | 63 |

| | | |
|---|---|---|
| 2020 | 235 | 30 |
| 2021 | 274 | 61 |

**REFERENCIAS:**

1. **Pazmiño FA:** Determinación de la asociación entre la presencia del Leishmaniavirus 1 (LRV-1) en parásitos infectantes de Leishmanía spp y el desarrollo de la leishmaniasis mucosa en pacientes diagnosticados de leishmaniasis cutánea en Colombia. Tesis de Maestría en Infecciones y Salud en el Trópico, Universidad Nacional Colombia 2020. Bol Epidemiológico, Sivigila, Instituto Nacional de Salud, Colombia.

## LEPTOSPIROSIS

La leptospirosis es una enfermedad bacteriana que afecta a humanos y animales. Es causada por bacterias del género Leptospira. En humanos, puede causar una amplia gama de síntomas, algunos de los cuales pueden confundirse con otras enfermedades. Algunas personas infectadas, sin embargo, pueden no tener ningún síntoma.

Leptospirosis es una enfermedad más frecuente en los agricultores, mineros y veterinarios cuyo diagnóstico se hace con la identificación microscópica del germen en la sangre.

Sin tratamiento, la leptospirosis puede provocar daño renal, meningitis (inflamación de la membrana que rodea el cerebro y la médula espinal), insuficiencia hepática, dificultad respiratoria e incluso la muerte.

Después de la primera fase (con fiebre, escalofríos, dolor de cabeza, dolores musculares, vómitos o diarrea), el paciente puede recuperarse por un tiempo, pero vuelve a enfermarse.

Si ocurre una segunda fase, es más severa; la persona puede tener insuficiencia renal o hepática o meningitis.

La enfermedad dura desde unos pocos días hasta 3 semanas o más. Sin tratamiento, la recuperación puede tardar varios meses.

El tratamiento se hace con Penicilina o Doxiciclina en casos graves debe usarse por vía Intravenosa.

## 6.4 ENFERMEDADES CONGENITAS

Las enfermedades congénitas incluyen malformaciones que ocurren durante el periodo embrionario y pueden aparecer al nacer o muchos años más tarde. Se puede localizar en diferentes órganos o sistemas y su causa etiológica se puede clasificar en diez grandes capítulos. Haremos una sinopsis sobre la etiología de estas afecciones que pueden aparecer en cualquier raza.

1. **Neoplásica:** hay tumores congénitos como Quistes Dermoides o Epidermoides con diferentes localizaciones. Estos tumores congénitos de la base del cráneo se llaman craneofaringiomas.
2. **Vascular:** Malformaciones arterio-venosas, angiomas o Hemangiomas.
3. **Toxo-metabólica:** ocasionadas por sustancias orgánicas e inorgánicas que interfieren con el desarrollo embrionario por enfermedades carenciales de micronutrientes.
4. **Enfermedades traumáticas** durante el embarazo o el parto que interfieren con el desarrollo fetal o producen anoxia cerebral y causa la llamada parálisis cerebral.
5. **Infecciones de la madre** como sífilis, las producidas por el virus Zika que ocasiona microcefalia. La infección por Toxoplasma que causa retinopatía y encefalopatía con calcificaciones cerebrales y convulsiones.
6. **Enfermedades Osteo-musculares** que suelen aparecer en la infancia o manifestarse años más tarde inclusive en la tercera edad como la platibasia y la invaginación basilar.
7. **Enfermedades congénitas por alteraciones genéticas** generalmente hereditarias como la enfermedad de células falciformes, riñón poliquístico. Existen deformaciones por cierre precoz de las suturas de los huesos del cráneo que ocasionan defectos en la forma del cráneo como braquicefalia, o escafocefalia y turricefalia.
8. **Enfermedades degenerativas** incluyen casos de progeria.
9. **Psicogénicas,** incluye enfermedades mentales.
10. **Idiopáticas,** cuyo origen permanece desconocido, no se han considerado en esta breve reseña.

En Colombia se usaron las fumigaciones aéreas con una mezcla de Glifosato al 44% asociado con otras substancias tóxicas que causaron la muerte de 500.000 niños, principalmente con defectos del tubo

neural de donde se desarrolla en la vida fetal el sistema nervioso. Eso ocurre porque el Glifosato interfiere con el metabolismo del ácido fólico cuya presencia es indispensable para el cierre del tubo neural. Este autor público un libro titulado "Lluvias Turbulentas,
Las aspersiones contra los campesinos de Colombia" 2020 ISBN 9798650094227 www.amazon.com, en donde se describe el genocidio producido por la guerra contra las drogas.

En el Chocó pueden ocurrir todas estas enfermedades bien conocidas por los Pediatras y Neuro-pediatras. Posiblemente las más frecuentes están relacionadas con la enfermedad de células falciformes, porque es más frecuente en Afrodescendientes.

Hemos solicitado a nuestros colaboradores investigar a fondo las enfermedades infecciosas del sistema nervioso y reportar estudios de las Enfermedades Tropicales en el Departamento del Chocó en donde se encontraron casos de Paraparesia Espástica del Pacífico producida por un Virus de la familia del SIDA conocido como el HVI2.

## 6.5 DREPANIOCITOSIS O ENFERMEDAD DE CELULAS FALCIFORMES

La Drepanocitosis o Enfermedad de Células Falciformes es una enfermedad congénita, hereditaria, con mayor prevalencia en Afrodescendientes. Hace poco tiempo se descubrió la alteración genética conocida como CRISPR/Casi producida por una mutación en el cromosoma 11 del DNA en donde hay transposición del aminoácido A (valina) por T (acido glutámico). La enfermedad se hereda en un patrón autonómico recesivo. Cuando los dos padres tienen el defecto genético, existe un 25% de posibilidades que cada hijo puede nacer con la enfermedad. Los padres de un individuo con una condición autosómica recesiva tienen una copia del gen mutado, pero generalmente no muestran signos y síntomas de la enfermedad.

El resultado es un cambio en la forma de los glóbulos rojos que pierden su aspecto globular y se convierten en células falciformes es decir en forma de hoz, las cuales se destruyen rápidamente y causan anemia o se acumulan para formar trombos en diferentes partes del organismo y causar síntomas correspondientes a la región afectada por la isquemia, en alteración del bazo, el hígado, los riñones y en ocasiones del cerebro. Son frecuentes las crisis dolorosas causadas por la isquemia en diferentes órganos, son intensas, recurrentes y prolongadas.
Pinto y col. encontraron una prevalencia del 14,7% de Drepanocitosis en poblaciones negras del Chocó [4].

La enfermedad se inicia desde la infancia, afecta a los dos sexos y los síntomas son intermitentes y progresivos. Depende de la región del organismo que afecte, generalmente hay esplenomegalia. La ictericia (47%), el síndrome anémico (14%) y las crisis dolorosas (14%) fueron las causas más frecuentes (Pinto y col 1991).

Se creía que la Hemoglobina S de la Drepanocitosis servía como protector contra la malaria. Estudios realizados en Colombia por Acuña et al 2018 encontraron 14,7% en poblaciones Afrodescendientes con malaria. Se encontraron solo 1% de Hemoglobina S en la sangre de enfermos con Drepanocitosis [1].

**TRATAMIENTO:**

**OXBRYTA** está indicada en el tratamiento de Enfermedad de Células Falciformes en adultos y niños mayores de 4 años OXBRYTA inhibe la polimerización de la Hemoglobina S (HbS) y de la formación de células falciformes, reduce la Hemolisis y mejora la anemia https://www.oxbryta.com

La parte más interesante y actual de esta enfermedad es la investigación que están realizando en el Instituto Nacional de Salud de los Estados Unidos, en donde por medio de ingeniería genética, reemplazan el gene alterado por uno normal a través de una serie de procedimientos inmunológicos. La infusión del nuevo DNA modificado para curar la enfermedad se ha realizado en una primera fase con resultados positivos. Después de la infusión de células madre modificadas, se requiere la administración de quimioterapia para reducir el proceso de inmunidad y evitar el rechazo.

**REFERENCIAS:**

1. Acuña C, Cuero C, Espitia K, et al: Anemia Drepanocítica y Situación en Colombia, Revisión Universidad Colegio Mayor de Cundinamarca, a POHEMA, una fundación encargada de la atención de los niños con anemia falciforme:
<2242-Texto del artículo-6196-1-10-20180314.pdf>

2. Deborah M. Thurtle-Schmidt Te-Wen Londergraduates: Molecular biology at the forefront: A review on CRISPR/CAS9 gene editing for undergraduates Biochemistry and Molecular ..., 2018 -https://doi.org/10.1002/bmb.21108

3. Misnaza Castrillón S. P. Drepanocitosis en Colombia: análisis de la notificación como enfermedad huérfana o rara al sistema de vigilancia en salud pública, 2016 y 2017; 23 (1):1 - 13
Disponible en: http://www.ins.gov.co/ buscador-eventos/IQEN/IQEN%20vol%2023%202018%20num%2001.p

4. Pinto LF, Cuéllar F, Maya LM, et al: Anemia de células falciformes en adultos. Estudio clínico de 51 pacientes tratados en el Hospital Universitario San Vicente de Paúl, Acta Médica Colombiana Vol. 16 No 6 - Noviembre-Diciembre - 1991.

5. Rosero MJ, Bermúdez AJ: [PDF] Análisis de hemoglobinopatías en regiones afrocolombianas usando muestras de sangre seca de cordón umbilical Acta Medica Colombiana, 2012 - scielo.org.co, www.unilibrecali.edu.co/.../drepanocitosis%20en%20e...

6. Ruiz, MAJ: Drepanocitosis en embarazo, crisis vaso oclusivas, hidroxiurea ... en Colombia no hay estudios ... departamentos de Chocó, Antioquia y Valle.

7. Zúñiga, P.: Residente de Pediatría, Universidad del Rosario, Bogotá, Colombia. ... La enfermedad de células falciformes (ECF) o drepanocitosis es una ... Heterocigoto para Hemoglobina S y C (HbSC, HBS-β) u otras variantes de p hemoglobina., 2018.S

## 7. ENFERMEDADES CARENCIALES, MALNUTRICIÓN

### NUTRICION

La nutrición adecuada es un elemento vital: el cuerpo humano necesita ingerir proteínas, carbohidratos, grasas, vitaminas, minerales y líquidos puros. En los recién nacidos e infantes la nutrición es de la mayor importancia para el desarrollo de las células cerebrales.

Esto se consigue con la lactancia materna por 500 días. La falta de nutrición o malnutrición disminuye el desarrollo del cerebro en donde radica la inteligencia y todas las funciones cognoscitivas, motoras sensoriales y sensitivas.
Las proteínas o aminoácidos provienen de la carne, el pescado, mariscos y de algunos vegetales como la soya, la quinoa y otros.
Los carbohidratos se encuentran en las plantas, maíz, arroz, yuca. Hay grasas animales y vegetales. Las vitaminas y minerales se hallan especialmente en las frutas y en las verduras son micronutrientes, es decir que se necesitan pequeñas cantidades para prevenir las enfermedades llamadas carenciales. Una dieta balanceada es esencial para la salud, y para prevenir la obesidad.
En el Chocó la malnutrición infantil es rampante: se estima que más de 15 niños sufren de malnutrición, y anemia. En 2012 Radio Cadena Nacional informó que niños de 12 a 14 años murieron por causa del hambre. Esto es una aberración que debe eliminar.

### MALNUTRICIÓN INFANTIL

La falta de alimentos durante los primeros cinco años de vida, primero de leche materna y después de proteínas, carbohidratos, grasas y vitaminas tienen como consecuencia la falta de desarrollo de las células del cerebro llamadas neuronas. Por esto no es de extrañar que el Chocó ocupe el último lugar en las pruebas escolares de Colombia. ¿Qué hace el Instituto Colombiano de Bienestar Familiar en el Chocó? ¿Dónde están los programas para mantener la lactancia materna 500 días después del parto? ¿Quién está encargado de alimentar a los niños en las escuelas?

La mayor parte del territorio Chocoano no es apto para la agricultura por la gran pluviosidad, pero existen métodos llamados Acuacultura que se puede hacer de todos los tamaños, desde pequeños tanques en la azotea de las casas a extensiones mayores. Se trata de cultivar vegetales en un tanque de agua comunicado con otro en donde crecen peces. Se necesita una bomba de agua para hacerla circular y un colector de energía solar para alimentar la bomba en sitios donde no hay electricidad.

Colombia tiene un Ministerio de Agricultura, una organización como el SENA en donde se pueden fabricar los equipos y el Bienestar Familiar con oficinas en todo el país quien los puede distribuir. Es solo una idea que hay que difundir para tratar de cambiar la situación en que se encuentra más de medio millón de colombianos, cuyos exámenes de educación los colocan al final de la lista.

**NUTRICION, LEGISLACION COLOMBIANA**

La constitución de la República de Colombia de 1991 establece: "Artículo 44. Son derechos fundamentales de los niños: la vida, la integridad física, la salud y la seguridad social, la alimentación equilibrada, su nombre y nacionalidad, tener una familia y no ser separados de ella, el cuidado y amor, la educación y la cultura, la recreación y la libre expresión de su opinión. Serán protegidos contra toda forma de abandono, violencia física o moral, secuestro, venta, abuso sexual, explotación laboral o económica y trabajos riesgosos. Gozarán también de los demás derechos consagrados en la Constitución, en las leyes y en los tratados internacionales ratificados por Colombia".


**LEY 12 DE 1991 (enero, 22)**

**CONVENCION INTERNACIONAL SOBRE LOS DERECHOS DEL NIÑO**
"Por medio de la cual se aprueba la Convención sobre los Derechos Del Niño adoptada por la Asamblea General de las Naciones Unidas el 20 de noviembre de 1989" [13].

El Congreso de Colombia, visitó el texto de la Convención sobre los Derechos del Niño adoptada por la Asamblea General de las Naciones Unidas el 20 de noviembre de 1989, que a la letra dice:

## CONVENCION SOBRE LOS DERECHOS DEL NIÑO

**ARTICULO 1**
"Para los efectos de la presente Convención, se entiende por niño todo ser humano menor de dieciocho años, salvo que, en virtud de la ley que le sea aplicable, haya alcanzado antes la mayoría de edad." https://www.oas.org/dil/esp/Convencion_Internacional_de_los_Derechos_del_Nino_Colombia.pdf

**ARTICULO 27 3.** "Los Estados parte, de acuerdo con las condiciones nacionales y con arreglo a sus medios, adoptarán medidas apropiadas para ayudar a los padres y a otras personas responsables por el niño a dar efectividad a este derecho y, en caso necesario, proporcionarán asistencia material y programas de apoyo, particularmente con respecto a la nutrición, el vestuario y la vivienda".

**EL INSTITUTO COLOMBIANO DE BIENESTAR FAMILIAR, ACUERDO 1 DE 1969**
LA JUNTA DIRECTIVA DEL INSTITUTO COLOMBIANO DE BIENESTAR FAMILIAR,
en uso de las atribuciones que le otorga el artículo 26 del Decreto extraordinario 1050 de 1968, Resumen de Notas de Vigencia
ACUERDA:
"Adóptanse los siguientes estatutos que regirán la administración y funcionamiento del Instituto Colombiano de Bienestar Familiar:

**CAPÍTULO I.**
NATURALEZA, OBJETIVO, FUNCIONES Y DOMICILIO DEL INSTITUTO COLOMBIANO DE BIENESTAR FAMILIAR.

**ARTÍCULO 1o.** El Instituto Colombiano de Bienestar Familiar, creado por medio de la Ley 75 de 1968, con el fin esencial de proveer a la protección del menor y, en general, al mejoramiento de la estabilidad y bienestar de la familia colombiana.

**ARTÍCULO 5o.** De conformidad con lo dispuesto en la Ley 75 de 1968, el Instituto Nacional de Nutrición será una dependencia del Instituto Colombiano de Bienestar Familiar.

El Sisbén es el Sistema de Identificación de Potenciales Beneficiarios de Programas Sociales que, a través de un puntaje, clasifica a la población de acuerdo con sus condiciones socioeconómicas.11 oct. 2018. Sisbén, localizados en municipios con menos de 100 mil habitantes.

Nivel 3: En el caso de aquellos ciudadanos que obtengan un puntaje que se encuentre por encima de los límites establecidos en los niveles 1 y 2, también podrán contar con acceso al Sistema General de Salud, según lo establecido en la resolución 4415 del año 2019, en donde se le da prioridad a menores de 5 años de edad."

Según el sitio web del Banco de Alimentos de Colombia:

"Recientemente el concejal Armando Gutiérrez enfatizó que casi el 40% de los menores que son hospitalizados por desnutrición severa fallecen durante el tratamiento. Por su parte el Ministerio de Salud indica que el nivel socioeconómico de los hogares colombianos es uno de los factores más determinantes de la mortalidad causada por desnutrición, ya que en muchos casos la pobreza extrema condiciona la alimentación de las personas incluyendo los niños". (1)


**REFERENCIAS:**

1. Banco de Alimentos de Colombia: Las muertes en menores de 5 años de edad son por desnutrición (bancodealimentos.org.co)

2. Bustamante, Gabriela (dir), Caicedo Cabrera, Sharyam Margarita Nutrición y desarrollo, Tesis (Médico), Universidad San Francisco de Quito, Colegio de Ciencias de la Salud; Quito, Ecuador, 2016
http://repositorio.usfq.edu.ec/handle/23000/6183

3. Convención Internacional sobre los Derechos del Niño.
https://www.oas.org/dil/esp/Convencion Internacional de los Derechos del Nino Colombia. pdf.

4. Fernández, José Antonio García. Indios, negros y otros. Iberoamérica Social: Revista-red de estudios sociales, 2017, no
VI, p. 163-166.

<https://www.icbf.gov.co/cargues/avance/docs/acuerdo_icbf_0001_1969.htm>

5. Manuel Humberto Moreno Incel, Manuel.Moreno@icbf.gov co eva@funcionpublica.gov.co, webmaster@procuraduria.gov.co , **ACXAN DUQUE GAMEZ**

6. Sánchez Duque, Nayibe Sirley Medina Hernández, Viviana Paola: Reporte Descriptivo de Noticias Sobre Desnutrición de Niños y Niñas Indígenas en el Diario El Tiempo entre 1990 a 2015. Tesis UDFJC, Bogotá 1917.
http://hdl.handle.net/11349/4266

7. Suárez Sanabria N, García Paz. CB: Implicaciones de la desnutrición en el desarrollo psicomotor de los menores de cinco años.

8. Ruiz, N. J. R. (2017). Las mortalidades por desnutrición, una realidad que violenta los derechos humanos. Colombia 2003-2012. Anais, 1-29.

## 8. ENFERMEDADES INFECCIOSAS

### UNA MIRADA A LAS NEUROINFECCIONES EN EL CHOCÓ

Gina Paola Cajicá 1, Brenda Paola Benítez 1, Erick Sánchez Pérez 2

1. Residente posgrado de Neurología, Universidad de la Sabana, Bogotá, Colombia
2. Neurólogo, profesor Clínico posgrado de Neurología, Universidad de la Sabana, Bogotá Colombia

A nivel del departamento del Chocó sobre el litoral pacífico colombiano (Fig. 1), no se cuenta con datos epidemiológicos actualizados o completos, que reflejen la realidad acerca de las infecciones del sistema nervioso y solamente podemos tener algunos estimativos basados en boletines epidemiológicos del Instituto Nacional de Salud. Se trata de un área aislada con precarias condiciones de los servicios de salud.

Figura 1. Mapa del Chocó con número de habitantes.

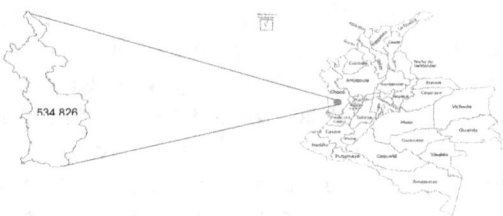

De acuerdo al Análisis de Situación de Salud (ASIS) con el modelo de los determinantes sociales de salud del departamento del Chocó publicado por la gobernación del Chocó en el año 2014, la tasa de mortalidad para las enfermedades transmisibles fue la más alta y estuvo representada por las enfermedades infecciosas intestinales, la tuberculosis, las enfermedades transmitidas por vectores, como la malaria, la cual es endémica en la región; enfermedades prevenibles por vacunas, la meningitis, septicemia, el VIH y las infecciones respiratorias agudas [1].

## REVISIÓN DE LA LITERATURA

Una de las principales infecciones del sistema nervioso central (SNC) es la meningitis meningocócica la cual se observa en todo el mundo; la mayor carga de enfermedad meningocócica corresponde a una zona del África subsahariana conocida como el "cinturón de la meningitis", que va del Senegal al oeste hasta Etiopía al este [2].

De acuerdo con la semana epidemiológica 16 (12 al 18 de abril de 2020) del Boletín Epidemiológico Semanal del Instituto Nacional de Salud se notificaron 293 casos de meningitis bacteriana y enfermedad meningocócica con una disminución del 22,7% comparado con la notificación del mismo período en 2019. De estos 293 casos se confirmaron por laboratorio 109 (37,2 %), se descartaron 87 casos (29,7%) y permanecieron probables 97 casos (33,1 %).

Los agentes bacterianos se presentan en todos los grupos de edad, sin embargo, la incidencia en menores de cinco años sigue siendo más alta que en la población general. Respecto a dichos agentes, el Streptococco Pneumoniae se reportó como el agente etiológico más común para mayores de 40 años, entre 2015 y 2019 con una incidencia de 0.26 y para el 2020 de 0.11 por 100.000 habitantes; probablemente este descenso en relación con la pandemia por COVID19. Además, se debe tener en cuenta que, por grupo de edad, los menores de 1 año presentaron más casos de Haemophilus Influenzae [2].

Todos los departamentos notificaron casos probables de meningitis bacteriana o enfermedad meningocócica, siendo los de mayor notificación Bogotá con un 22%, seguido de Antioquia y Cali con un 12% cada uno. Sin embargo, los casos confirmados para alguno de los agentes de interés solo se han presentado en los departamentos de Antioquia, Arauca, Atlántico, Bolívar, Buenaventura, Cauca, Chocó, Cundinamarca, Huila, Risaralda, Cali, Cartagena, Santander, Tolima, Valle del Cauca, Barranquilla, Norte de Santander, Santa Marta y Sucre.

Respecto a las enfermedades transmitidas por vectores entre los años 1990 y 2016 se registraron en Colombia 5'360.134 casos de los cuales 54,7% fueron de malaria y 24,9 % de dengue. Estos casos concentraron el 80% de la carga acumulada de casos. Las medianas de las tasas de incidencia fueron 1.371 y 188 por 100.00 habitantes para malaria y dengue, respectivamente [3].

Además, los casos de Chikunguña fueron 774.831 desde su introducción en el 2014 y, los de Zika, 117.674 desde su aparición en 2015. En las zonas rurales predominaron las enfermedades parasitarias transmitidas por vectores como la malaria, las leishmaniasis y la enfermedad de Chagas. A nivel urbano, predominaron el Dengue, el Chikunguña y el Zika [3]

En Colombia, en el año 2021, 57,8% de los hombres tuvieron malaria, y el área de ocurrencia más frecuente fue rural (44,3%) vs cabecera municipal (23,6%), y se identificó que el 77.6% de los casos pertenecían al régimen subsidiado. Así mismo, en el análisis de comportamiento por departamentos se identificó que el municipio con mayor número de muertes por malaria fue el Chocó con un total de 3.526 muertes (INS)

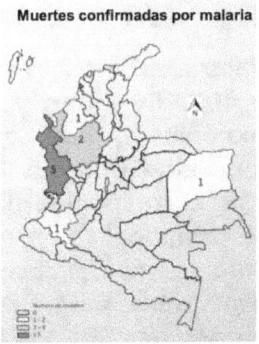

Tomado de INS Periodo epidemiológico XIII Colombia, 2021

La malaria sigue siendo una carga importante para las personas que residen en áreas de recursos limitados en África, Asia, América Central y del Sur. África soporta la mayor parte de la carga, con el 88 % de los casos, seguida del sudeste asiático (10 %), la región del Mediterráneo oriental (2 %) y América Central y del Sur (<1 %) [4].

En áreas de transmisión continua de malaria, los niños menores de 5 años y los fetos de mujeres embarazadas infectadas experimentan la mayor morbilidad y mortalidad por la enfermedad. Los niños mayores de 6 meses son particularmente susceptibles porque han perdido sus anticuerpos maternos, pero aún no han desarrollado inmunidad protectora. De hecho, los adultos y los niños mayores de 5 años que viven en regiones con transmisión anual de Plasmodium falciparum desarrollan una inmunidad protectora parcial debido a la exposición repetida al parásito [4].

Hay evidencia de que la inmunidad contra Plasmodium vivax se adquiere más rápidamente. Las personas con baja inmunidad protectora contra Plasmodium falciparum son especialmente vulnerables a la malaria grave. La malaria grave ocurre en solo el 1% de las infecciones en niños africanos y es más común en pacientes que carecen de una protección inmunológica (personas que viven en entornos de baja transmisión, niños <5 años y huéspedes no expuestos). A pesar de su baja prevalencia es mortal en el 10% de los niños y el 20% de los adultos [4]. La mortalidad sin tratamiento se acerca al 100% y en personas que reciben antimaláricos puede llegar a ser del 15 a 20% [5].

El Informe mundial sobre la malaria estimó 229 millones de casos en todo el mundo en 2019 y 409.000 muertes por esta misma causa. Para el periodo epidemiológico XIII de Colombia en el año 2021, el Instituto Nacional de Salud informó 72.022 casos de malaria de los cuales, 70.838 correspondieron a malaria no complicada y 1184 a malaria complicada, en orden de la más frecuente a la menos frecuente las complicaciones de malaria fueron: hematológicas, hepáticas, renal, pulmonar, cerebral [4].

En 2018 en la revista Colombiana de salud pública, se publicó un estudio de Malaria complicada en el Chocó del año 2011 y se reportaron: 128 casos de malaria complicada, el 37% de los casos presentó solo una complicación, las principales fueron:

hematológicas y el 63% presentaron dos o más complicaciones: hematológicas, hepáticas, cerebrales, renales y en algunos de los casos falla orgánica múltiple [6]. Respecto a la malaria cerebral, los pacientes tuvieron coexistencia de otros criterios de malaria complicada. Tuvieron al menos una convulsión en 24 horas y alteración del estado de conciencia. Dos de los casos fueron por Plasmodium falciparum y dos en menores de cinco años [6].

Respecto a la Infección por Dengue, la incidencia nacional es de 95,4 casos por cada 100.000 habitantes en riesgo. En las entidades de Amazonas, Putumayo, Cartagena, Cali, Chocó, Valle del Cauca y Caquetá se estiman tasas de incidencia superiores a 100 casos por 100.000 habitantes.

Específicamente para el departamento de Chocó con una incidencia estimada de 107,6 casos de dengue por cada 100.000 habitantes. De acuerdo con el boletín epidemiológico de la semana 45 de 2021 en Colombia se notificaron un total de 29,549 casos, 14,555 (49,3%) sin signos de alarma, 14,454 (48,9%) con signos de alarma, 528 (1,8%) de dengue grave. De este total de casos 381 se reportaron en Chocó, de los cuales 379 casos fueron sin signos de alarma y 2 casos fueron de Dengue grave [7]

Un artículo de Biomédica del año 2014, describe específicamente la situación de la Infección por Dengue como una causa frecuente de síndrome febril en Chocó, en el cual se describe que este departamento tiene condiciones propicias para la transmisión del dengue dentro de las cuales se describen una temperatura entre 26 y 30°c, un elevado porcentaje de la población con necesidades básicas insatisfechas (89,8%), bajas coberturas de acueducto y alcantarillado, además de elevados índices de infestación de Aedes Aegypti. Los síntomas reportados fueron compromiso gastrointestinal, respiratorio, hematológico y/o neurológico. El principal síntoma a nivel neurológico fue la cefalea en un 92% de los pacientes [8]

| Sin signos de alarma | Con signos de alarma | Dengue grave |
|---|---|---|
| 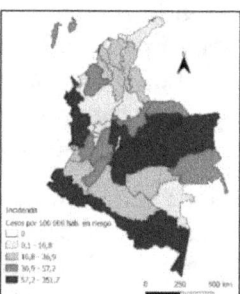 | 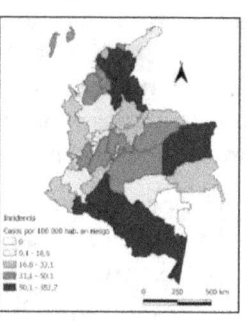 | 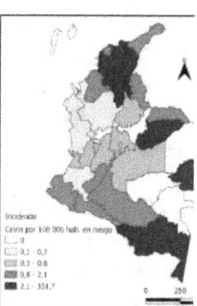 |

Fuente: Sivigila, Instituto Nacional de Salud, Colombia, 2021.

**Incidencia de dengue según clasificación, Colombia, Semana Epidemiológica 32, 2021**

En el departamento del Chocó el dengue es endemoepidémico con ciclos cada 4 a 5 años y un promedio anual de 58 casos durante el periodo de 2000 a 2009, lo que contrasta con el 2010, cuando se registraron 395 casos, de los cuales 15 fueron dengue grave. Durante el 2010 se notificaron 2.813 casos de dengue en la región de la Costa Pacífica, una tasa de incidencia por 100.000 habitantes de 291,8, y en el municipio de Quibdó se notificaron en ese mismo año 29 casos para una tasa de incidencia de 132,7 por 100.000 habitantes. Estos datos permiten sospechar que el problema del dengue está subestimado en este municipio [8].

Por otro lado, la paraparesia espástica tropical/mielopatía asociada a HTLV-1 (PET/MAH) una mieloneuropatía crónica grave es producida por el virus de la leucemia de células T humanas tipo 1 (HTLV-1), identificado como el primer retrovirus oncogénico humano hace 30 años [9]. La prevalencia de HTLV-1 varía según la edad, el sexo y el nivel económico en la mayoría de las áreas endémicas. Se estima que la seroprevalencia en adultos es de al menos 1 a 2%, pero también puede llegar de 20 a 40% en personas mayores de 50 años en algunos grupos específicos [9].

El HTLV-1 está presente en todo el mundo, con grupos de alta endemicidad ubicados a menudo cerca de áreas donde el virus está casi ausente. Las principales regiones altamente endémicas de HTLV-1 son la parte suroeste de Japón, África subsahariana y América del Sur, el área del Caribe y focos en Medio Oriente y Australo-Melanesia. El origen de este desconcertante reparto geográfico o más bien étnico probablemente esté relacionado con un efecto fundador en algunos grupos con la persistencia de una alta tasa de transmisión viral. A pesar de los diferentes entornos socioeconómicos y culturales, la prevalencia de HTLV-1 aumenta gradualmente con la edad, especialmente entre las mujeres en todas las áreas altamente endémicas [9].

En Tumaco, Colombia, un área densamente poblada del Pacífico se reporta una prevalencia muy alta de PET/MAH, sin embargo, el departamento del Chocó no ha sido identificado como un área altamente endémica. En la población general de esta zona geográfica en su mayoría habitada por personas de ascendencia africana, la tasa de prevalencia general de HTLV-1 fue del 2,8% y alcanzó el 5,3% en los adultos [10].

Por otra parte, dentro de las enfermedades prevalentes en la región del Pacífico se reporta el accidente ofídico. Al respecto la OMS la describe como una de las enfermedades tropicales desatendidas, la literatura menciona que únicamente un pequeño porcentaje son venenosas y potencialmente peligrosas para los humanos. Dentro del grupo de serpientes venenosas se describen 4 familias principales: Viperidae, Atractaspididae, Elapidae y Colubridae. Con respecto a la epidemiología, se describe que alrededor de 5 millones de personas son mordidas por serpientes anualmente, resultando en más de 2 millones de casos de envenenamiento y de 20.000 a 125.000 muertes. La mayoría de las víctimas de mordeduras de serpientes se encuentran entre las personas de bajos recursos [11].

En Colombia anualmente se registran aproximadamente 4.500 accidentes por serpientes, siendo más frecuentes en regiones rurales cálidas. Del total de casos, cerca del 1% son mortales y entre el 6 al 10% dejan secuelas. Esta morbimortalidad usualmente es el resultado de una atención tardía o inadecuada. Dentro de la variedad de especies dependientes de ecorregiones, específicamente para la ecorregión del Pacífico se registran cerca de 90 diferentes especies de serpientes siendo este junto con la Amazonía las dos zonas con mayor variedad de especies de serpientes. Dentro de esta ecorregión del Pacífico se describe la presencia de familias como: Víperidae, Elapidae, Porthidium y Micrurus [12].

Dentro de las manifestaciones clínicas se describen algunas locales y otras sistémicas, estas usualmente resultan de los efectos combinados de diferentes toxinas presentes en el veneno, específicamente la especie de Víboras y Colíbridos suelen dar más manifestaciones locales como hemorragia y necrosis, mientras que las Elápidas se relacionan con neurotoxicidad. Dentro de estas manifestaciones neurológicas se describen dos complicaciones neurológicas principales: Ataque cerebrovascular o Parálisis muscular. Las serpientes pertenecientes a la familia de Víboras tienen un veneno rico en metaloproteinasas, serina proteasas y lectinas tipo C las cuales pueden tener una actividad anticoagulante o procoagulante y pueden ser agonistas o antagonistas de la agregación plaquetaria, por lo tanto suelen generar principalmente ACV isquémico o hemorrágico, mientras que las Elapidae tienen un veneno rico en fosfolipasa A2 y otras proteínas que son neurotoxinas potentes que afectan la transmisión neuromuscular a niveles pre o postsinápticos [11].

En el reporte del SIVIGILA de 2020 en Colombia se describe una incidencia de 196 casos por cada 100.000 habitantes, con un porcentaje de 85% de uso de antivenenos [12]. Dentro del reporte de Sivigila como los retos del nuevo año se considera aumentar la identificación del género a través del nombre común de la serpiente o descripción de la clínica del envenenamiento, y además fomentar el registro de los datos de farmacovigilancia con una articulación constante con todos los actores responsables de la prevención del accidente ofídico en el país [11].

Por su parte con respecto a la infección por SARSCOV2 los Coronavirus pertenecen a la subfamilia Coronavirinae en la familia Coronaviridae del orden Nidovirales. Esta subfamilia incluye cuatro géneros: Alphacoronavirus, Betacoronavirus, Gammacoronavirus y Deltacoronavirus. El genoma de los Coronavirus es un ARN de sentido positivo monocatenario [13] En enero de 2020 la Organización Mundial de la Salud (OMS) declaró la infección por SARSCOV2 como una Pandemia [14]. Los síntomas más comunes de la infección son: Fiebre, tos, disnea, fatiga y mialgia, y menos comunes como esputo, hemoptisis, cefalea y síntomas gastrointestinales. Se ha descrito que aproximadamente un 81% de los pacientes presentan manifestaciones leves, un 14% manifestaciones graves y un 5% manifestaciones críticas dentro de las cuales se describen insuficiencia respiratoria, choque séptico y/o disfunción multiorgánica [15]. Se reportan tasas de letalidad entre 1-3%, afectando principalmente a adultos mayores y con comorbilidades como hipertensión arterial, diabetes mellitus, enfermedad cardiovascular y cáncer [13].

En Colombia se registró el primer caso de infección por COVID 19 el 6 de marzo del 2020. Según el Ministerio de Salud para el 17 de noviembre del 2021 en Colombia se registraron 5.038.544 casos confirmados de COVID 19 [16].

En el departamento del Chocó, desde el inicio de la pandemia y hasta la actualidad se han reportado un total de 18.832 casos el mayor número de casos reportado se presentó el 02 de junio de 2021 con 410 casos. Además, el total de muertes en este departamento hasta la fecha es de 429 [17].

A partir del 22 de febrero de 2021 se inició el proceso de vacunación contra COVID 19 en Chocó en la ESE Hospital Departamental San Francisco de Asís, en Colombia el 71.8% de la población cuenta con el esquema de vacunación completo, y el 83.6% cuenta con al menos una dosis administrada, sin embargo no se cuentan con datos específicos respecto al departamento de Chocó [17].

**NÚMERO DE CASOS Y TASAS DE CONTAGIO SEGÚN DEPARTAMENTOS Y DISTRITOS DE COLOMBIA**

Dirección de Epidemiología y Demografía

Fuente: Ministerio de Salud Protección Social – Cubo de datos SGD_COVID19, Proyecciones población DANE Censo 2018

Fecha de Publicación: 2022/04/25

| Cod_Depto | Nombre_Depto | Población 2020 | Casos acumulados Total general | Tasas de casos Covid19 por 100 mil habitantes | Casos acumulados en las 4 semanas de estudio, sin contar la semana de estudio | Tasa 4 s |
|---|---|---|---|---|---|---|
| 05 | Antioquia | 6.677.930 | 918.491 | 13.754 | 728 | |
| 08 | Atlántico | 2.722.128 | 402.377 | 14.782 | 263 | |
| 11 | Bogotá, D.C. | 7.743.955 | 1.768.703 | 22.840 | 2.983 | |
| 13 | Bolívar | 2.180.976 | 197.332 | 9.048 | 96 | |
| 15 | Boyacá | 1.242.731 | 125.225 | 10.077 | 58 | |
| 17 | Caldas | 1.018.453 | 116.933 | 11.481 | 17 | |
| 18 | Caquetá | 410.521 | 24.987 | 6.087 | 16 | |
| 19 | Cauca | 1.491.937 | 72.278 | 4.845 | 37 | |
| 20 | Cesar | 1.295.387 | 106.518 | 8.223 | 37 | |
| 23 | Córdoba | 1.828.947 | 119.065 | 6.510 | 33 | |
| 25 | Cundinamarca | 3.242.999 | 318.293 | 9.815 | 205 | |
| 27 | Chocó | 544.764 | 18.583 | 3.411 | 0 | |

## CONCLUSIONES

- Dentro de las posibles enfermedades que pueden complicarse con neuro infección o manifestaciones neurológicas en el departamento del Chocó se encuentran algunas transmitidas por vectores (malaria, dengue) y otras adicionales como accidente ofídico, HTLV-1.

- El subregistro de casos demuestra un pobre control epidemiológico.

- Es necesario enfatizar el registro adecuado de casos, que permita realizar un seguimiento estricto a esta región y de esta manera se puedan redireccionar los esfuerzos del gobierno orientados a permitir un mejor manejo y distribución de recursos económicos, para una mejor prevención y control de estas patologías que están probablemente infradiagnosticadas.

**REFERENCIAS**

1. Situación de Salud (ASIS) con el modelo de los determinantes sociales de salud del departamento del Chocó publicado por la gobernación del Chocó en el año 2014.

2. Semana epidemiológica 15 11 al 17 de abril de 2021 [Internet]. https://www.who.int/es/news

3. Padilla JC, Lizarazo E, Murillo OL, Mendigaña FA, Pachón E, Vera MJ. Transmisión de las ETV en Colombia, 1990-2016 ARTÍCULO ORIGINAL. Biomédica. 2017;37(2):27–40.

4. Phillips MA, Burrows JN, Manyando C, van Huijsduijnen RH, van Voorhis WC, Wells TNC. Malaria. Nature Reviews Disease Primers. 2017 Aug 3;3.

5. Fernández JA, Osorio L, Murillo O. Caracterización de la mortalidad por malaria en. Vol. 29, Biomédica. 2009.

6. Murillo-Palacios OL, Pedroza C, Bolaños C, Toro E del, Cubillos J, Chaparro P, et al. Complicated malaria in Chocó: Clinical findings and data comparison with the monitoring system. Revista de Salud Pública. 2018 Jan 1;20(1):73–81.

7. Boletín epidemiológico de la semana 45 de 2021 en Colombia [Internet]. Available from:https://www.minsalud.gov.co/salud/Paginas/BOLETI NESEPIDEMIOL%C3%93GICOS.aspx

8. Restrepo BN, Piedrahita LD, Agudelo IY, Marín K, Ramírez R. Dengue infection: A common cause of febrile syndrome in patients from Quibdó, Chocó, Colombia. Biomédica [Internet]. 2015 Mar ;35(1):131–7.

9. Gessain A, Cassar O. Epidemiological aspects and world distribution of HTLV-1 infection. Vol. 3, Frontiers in Microbiology. Frontiers Research Foundation; 2012

10. Restrepo BN, Piedrahita LD, Agudelo IY, Marín K, Ramírez R. Dengue infection: A common cause of febrile syndrome in patients from Quibdó, Chocó, Colombia. Biomédica [Internet]. 2015 Mar ;35(1):131–7.

11. Del Brutto OH, Del Brutto VJ. Neurological complications of venomous snake bites: a review. Acta Neurol Scand [Internet]. 2012 Jun [cited 2022 May 2];125(6):363–72. Available from: https://pubmed.ncbi.nlm.nih.gov/21999367

12. PREVENCIÓN Y MANEJO DE ACCIDENTES POR SERPIENTES VENENOSAS EN COLOMBIA.INS, Sivigila.

13. Chen Y, Liu Q, Guo D. Emerging coronaviruses: Genome structure, replication, and pathogenesis. J Med Virol. 2020;92(4):418–23.

14. Salehi S, Abedi A, Balakrishnan S, Gholamrezanezhad A. Coronavirus Disease 2019 (COVID-19): A Systematic Review of Imaging Findings in 919 Patients. AJR Am J Roentgenol. 2020 Jul;215(1):87-93.

15. Wiersinga WJ, Rhodes A, Cheng AC, Peacock SJ, Prescott HC. Pathophysiology, Transmission, Diagnosis, and Treatment of Coronavirus Disease 2019 (COVID-19): A Review. JAMA. 2020 Aug 25;324(8):782-793.

16. Colombia confirma su primer caso de COVID-19 [Internet]. [cited 2021 Nov 29]. Available from: https://www.minsalud.gov.co/Paginas/Colombia-confirma-su-primer-caso-de-COVID-19.aspx

17. https://www.minsalud.gov.co/Regiones/Paginas/Choco-11-de-abril-de-2020---Hoy-11-de-abril-el-Instituto-Nacional-de-Salud-confirma-el-primer.aspx

## MALARIA O PALUDISMO

La malaria es la enfermedad parasitaria más devastadora del planeta. En 2018 se presentaron más de dos millones de casos en el mundo. La malaria causa 1 millón de muertes por año, en su mayoría niños menores de cinco años. La Malaria o Paludismo es una enfermedad causada por parásitos Falciparum con más de 160 especies, las más comunes Falciparum y Vivax, pero también hay casos en donde se encuentran las dos especies. Es transmitido de una persona enferma a una sana por la picadura del mosquito anofeles hembra.

El cuadro clínico se prolonga como fiebres terciarias o cuaternarias con episodios precedidos de escalofrío, malestar general, fiebre y postración. En casos complicados se produce anemia y complicaciones hepáticas, neurológicas: La malaria cerebral está acompañada de convulsiones, coma y en muchos casos es fatal. El diagnóstico se hace con el reconocimiento microscópico del parásito en una gota gruesa de sangre. Hay otros métodos rápidos de confirmar el diagnóstico por pruebas rápidas de inmunocromatografía. Pruebas de reacción en cadena de polimerasa (PCR) test. (Reverse transcription polymerase chain reaction), Prueba para diagnóstico de múltiples muestras, otra es la Prueba de muestras múltiples (Malaria Multiplex Sample Ready o MMSR).

Se ha investigado ampliamente sobre el desarrollo de una vacuna, pero a pesar de todos los esfuerzos, no se ha podido conseguir una que sea efectiva y segura.

Londoño y cols. de la Universidad de Manizales realizaron una encuesta en Lloró, Chocó y encontraron que la mayor parte de la población conoce la enfermedad. También que un gran porcentaje usa la medicina tradicional para tratamiento de esta enfermedad que puede ser mortal. Hay que recordar que la corteza del árbol de la Quina ha sido empleada por los indígenas desde tiempos inmemoriales. Fue nombrada por Carlos Linneo en honor de Doña Francisca Enríquez de Rivera, la segunda esposa del IV Conde de Chinchón, Virreina del Perú en la Colonia quien fue curada de las fiebres con la administración de Quinina, cuyo nombre científico recuerda a la ilustre personaje Chinchona. La Quinina todavía se usa en la práctica médica en un alto porcentaje de los casos. [3]

El diagnóstico y tratamiento precoz de la malaria, minimizan las complicaciones. La enfermedad se previene tomando en forma profiláctica cloroquina, se aconseja también el uso de toldillos impregnados con insecticidas.

Más recientemente se está empleando la esterilización de los anofeles machos, de tal manera que no pueden fecundar a las hembras. "Sterile Insect Technique".

Otra droga antimalárica que se está usando es Artemisina (ACT HTML).

CHOCÓ 2016-2019 Sivigila, Boletín Epidemiológico Instituto Nacional de Salud (Semana 52) encontró las siguientes estadísticas en casos de Malaria Complicada y No Complicada [1].

| | Malaria no complicada | Malaria Complicada |
|---|---|---|
| 2019 | 24.547 | 1341 |
| 2018 | 16.455 | 954 |
| 2017 | 15.859 | 350 |
| 2016 | 28.546 | 687 |
| 2015 | 27.254 | 326 |

Malaria cerebral

La Malaria cerebral es una complicación grave de la enfermedad producida por el plasmodio falcíparo. Ocurre en niños y adultos y se caracteriza por pérdida del conocimiento con síntomas y signos de edema cerebral, compromiso del tronco cerebral y cambios en el fondo de ojo como papiledema, hemorragias retinianas y desprendimiento de la retina. Esta forma de la enfermedad tiene una letalidad del 25% y quienes sobreviven puede tener secuelas cognoscitivas, convulsiones, o alteraciones focales.

Investigadores del Instituto Nacional de Salud de los EE. UU. hicieron estudios en el modelo de ratón, los hallazgos demostraron que los linfocitos citotóxicos (CTL) dañan los vasos sanguíneos, lo que provoca inflamación y muerte del cerebro. El papel de los CTL en la malaria cerebral en niños no se ha investigado a fondo antes de este estudio.

"En estudios separados, descubrimos que el tratamiento de ratones con un fármaco dirigido a las células T rescató más del 60% de los casos de malaria cerebral experimental que de otro modo serían fatales" [4].

En enero, 2023 el periódico Chocó 7 días reportó 72 casos de malaria en la Comunidad Indígena Cedral, en Juradó, Chocó [2].

La Malaria es una enfermedad que se puede disminuir con medidas de higiene pública, acabar con todos los pozos o aguas estancadas acumuladas en la superficie: charcos, en donde las hembras depositan los huevos. La fumigación con insecticidas se ha usado desde hace muchos años.

**REFERENCIAS:**

**1. Boletín Epidemiológico INS (Semana 52).**

**2. Chocó 7 días, Enero 2023.**

**3. Londoño, ASR., Rodas, V.D. Conocimientos, prácticas y actitudes sobre la malaria en el municipio de Lloró, Chocó, Colombia Archivos Medicina 2019;19(2): -** revistasum.umanizales.edu.co

**4. Olivera, MJ., Guerra, AP., Cortes, LJ., Horth, RZ., Padilla, J., Yurgaky, W., et al. Artemether–Lumefantrine Efficacy for the Treatment of Uncomplicated Plasmodium falciparum Malaria in Choco, Colombia after 8 Years as First-Line Treatment, The American Journal of Tropical Medicine and Hygiene, v102 n5 (20200506): 1056-1063.**

## TUBERCULOSIS

Villegas S.T. y colaboradores estudiaron la Tuberculosis en los grupos indígenas del Chocó entre 2009 y 2016 y publicaron sus hallazgos en 2018. Encontraron una incidencia de 41.7 por 100 mil habitantes. En Colombia la tasa de Tuberculosis es de 25,3 por 100 mil habitantes. La frecuencia es mayor en las mujeres [3].

Según este artículo los indígenas creen que la enfermedad es transmitida por los espíritus. Las condiciones de vida, el desplazamiento forzado, la malnutrición y la carencia de servicios de salud ha convertido la Tuberculosis es un grave problema de salud en el Departamento del Chocó.

Las cifras encontradas en los Boletines del Instituto Nacional de Salud, semana 52 son los siguientes:

Casos de Tuberculosis, Chocó.
2021  170
2020  162
2019  203

**REFERENCIA:**

1. Boletín del Instituto Nacional de Salud, Semana 52

2. Rodríguez, N. (2020). Impacto de la política pública de salud dirigida a contrarrestar el dengue en Colombia, periodo 2010 – 2018. Obtenido de
https://repository.unad.edu.co/handle/10596/36251

3. Villegas ST, Velásquez, TL, Hernández, SJM. Tuberculosis en comunidades indígenas del Chocó, Colombia. **Análisis** epidemiológico y perspectivas para disminuir su incidencia. Enf. Infec. Microbiol. 2018;38(4):104-114.

## 9. TRAUMATISMOS

Los Traumatismos existen desde el comienzo de la Humanidad. En el paraíso terrenal Caín mató a Abel con la quijada de un asno. La
humanidad ha estado siempre en guerra permanente, lo mismo se puede decir de Colombia, la Conquista, la Independencia, las guerras civiles han dejado montañas de calaveras como el monumento que existía en Palo Negro, Santander.

Según el estudio de la Gobernación del Departamento del Chocó, las causas externas ocupan el primer lugar de la mortalidad de hombres en el Departamento. No hay cifras concretas. Por otra parte, el Boletín Epidemiológico Semanal del Instituto Nacional de Salud, en la Semana 52 de los últimos cinco años solo menciona 4 casos en 2021.

Los traumatismos se pueden clasificar en abiertos y cerrados. Los primeros son heridas por armas de fuego y corto punzantes. Los cerrados generalmente son debidos a armas contundentes.

Las heridas mortales comprometen los órganos vitales como el cerebro o el corazón. Las heridas por armas de fuego del cráneo por lo común tienen un orificio de entrada con borde neto y uno de salida de mayor tamaño y márgenes rugosos.

El Departamento del Chocó con un desempleo masivo del 64%, según estimados de los Obispos Católicos en 2014, es terreno propicio para trastornos del orden público. Mientras esa situación persista, la paz será elusiva en el Chocó.

Las heridas de los vasos sanguíneos pueden ser mortales por la hemorragia no controlada. Lo mismo ocurre con las heridas del tórax y abdomen complicadas con infección.
Cuando la herida lesiona una arteria y una vena adyacentes, se puede presentar una fístula arteriovenosa que se reconoce por la presencia de un soplo. En el cráneo las fístulas atrio venosas de la arteria carótida y del seno cavernoso se manifiestan por

exoftalmos y soplo en la región peri orbitaria que el enfermo siente en forma continua y el médico cuando ausculta la zona.

Los traumatismos craneoencefálicos tienen una amplia gama desde la concusión donde hay perdida corta del conocimiento, hasta lesiones muy graves con daño del tronco cerebral y coma prolongado.

Los traumatismos de la columna vertebral que los médicos conocemos como raquimedulares afectan la columna vertebral, y la medula espinal. Aquí también hay confusión con síntomas de duración transitoria y recuperación hasta lesiones permanentes causadas por daño medular.

Desde hace mucho tiempo se trata de buscar tratamiento para restaurar la continuidad de la medula seccionada, pero hasta ahora los esfuerzos han sido en vano en humanos.

Los traumatismos son una de las causas más frecuentes de lesiones orgánicas ocasionada por caídas o por factores externos naturales o provocados. Afectan cualquier región del organismo. Las caídas en las personas mayores pueden ser producidas por alteraciones vasculares de las arterias carótidas. Su instrucción produce episodios isquémicos transitorios que se deben tratar con cirugía.

El traumatismo cráneo encefálico de diversas clases afecta los huesos de la cabeza produciendo fracturas lineares o deprimidas como las ocasionadas por golpes con martillos, piedras u otras armas contundentes.

Los traumatismos craneanos se pueden complicar con hemorragias intracerebrales, subdurales o extradurales cuyo tratamiento es quirúrgico. Estas últimas se asocian con una fractura de cráneo linera que lesiona la arteria meníngea media. La sangre se colecciona en el espacio extradural. Estos enfermos se deben intervenir quirúrgicamente haciendo la trepanación en la zona temporal. Cuando no hay neurocirujanos, un cirujano puede hacer la trepanación y salvar la vida del paciente. Cuando la hemorragia no se puede contener, se debe ir a la base del cráneo y ocluir el agujero espinoso por donde penetra la arteria meníngea al cráneo. Este orificio se puede ocluir con una mota de algodón empapada en ácido fénico.

Uno de mis estudiantes religó la operación en esa zona apartada y salvó la vida del paciente. Los traumatismos raquimedulares afectan la columna vertebral, la médula espinal o las raíces de la cola de caballo que son el origen de los nervios de las extremidades inferiores.

Recuerdo un enfermo, piloto de aviación quien tuvo un accidente. Fue remitido de otra ciudad con diagnóstico de "Histeria" porque no pudo mover las extremidades inferiores. El examen neurológico mostró que había una parálisis por compresión de los nervios de la cola de caballo. Fue intervenido de urgencia con completa recuperación de sus funciones.

**REFERENCIAS:**

1. Actualización Análisis de Situación de Salud (ASIS) 2021 con el Modelo de los Determinantes Sociales de Salud. Departamento del Chocó, Secretaría Departamental de Salud Pública, 2021 ASIS_Choco_2021

## 10. ENFERMEDADES VASCULARES

### HIPERTENSION ARTERIAL

Según la Organización Mundial de la Salud, la hipertensión arterial es la causa más frecuente de muerte en el mundo. Cuando la tensión arterial máxima está por encima de 140 mm de Hg. y la mínima es mayor de 90 mm de Hg. se hace el diagnóstico de Hipertensión Arterial. Es más frecuente encontrarla en los Afrodescendientes. En Jamaica atribuían la causa al mayor consumo de sal utilizada para preservar la carne. La mayor parte de las causas de elevación arterial son hasta ahora desconocidas, por lo cual se habla de causas idiopáticas.

La Hipertensión Arterial está considerada como un problema de salud pública mundial que se debe diagnosticar y tratar en forma permanente con medicamentos antihipertensivos.

En Colombia se han hecho estudios epidemiológicos en Bucaramanga por docentes de la Universidad de Santander. En Atrato, Chocó Profesores de la Corporación Universitaria Iberoamericana, Facultad de Ciencias Empresariales, Programa Académico. Esp. Gerencia de la Calidad en Salud Bogotá D.C. El estudio fue realizado en junio de 2021. El primer estudio en la misma población fue realizado en 2014. En el municipio de Atrato - Chocó la Hipertensión Arterial ha aumentado. Investigaciones realizadas durante el 2014, como el análisis de situación de salud del Chocó, arrojó una prevalencia de 1,39%.

En la segunda investigación epidemiológica en el mismo municipio de Atrato, Chocó, las autoras afirman lo siguiente:

"Chocó es uno de los cinco departamentos de Colombia donde mueren más personas por causas relacionadas con Hipertensión Arterial (HTA), población que solo cuenta con las mínimas oportunidades para el desarrollo socioeconómico. Se estima que sólo el 25% de la población cuenta con oferta efectiva de servicios de salud".

El Ministerio de Salud de Colombia celebro el DÍA MUNDIAL DE LA HIPERTENSIÓN ARTERIAL en Colombia el 17 de mayo de 2017. El lema es "Conozca sus cifras de presión arterial"

La prevalencia de la hipertensión arterial en personas de 18 a 69 años afiliados al SGSSS, por departamentos en Colombia, 2011–2015

| Hipertensión Arterial en Chocó 2011-2015 | |
|---|---|
| 2011 | 1,19 |
| 2012 | 1,74 |
| 2013 | 1,61 |
| 2014 | 2,63 |
| 2015 | 2,90 |

El examen de hipertensión requiere el uso del tensiómetro. Hay unos instrumentos manuales que necesitan estetoscopio y otros eléctricos con pilas que marcan directamente las cifras de presión arterial y frecuencia del pulso en una pequeña pantalla.

Gracias a la donación de tensiómetros por la Fundación Sembrando Futuros de los EE. UU. las Parteras del Chocó pueden examinar la Presión Arterial en las mujeres embarazadas, por que una de las complicaciones más frecuentes y potencialmente mortales del parto es la hipertensión arterial.

La hipertensión arterial aumenta con el paso de los años, después de la quinta década de vida. Una tercera parte de las personas tiene la presión elevada. Como no hay síntomas es preciso hacer el examen a todos los enfermos y tratarlos en forma permanente con medicamentos muy efectivos.

Hace poco un profesional Chocano consultó porque las cifras de la presión arterial estaban elevadas a pesar de estar tomando ajo. Se le prescribió una droga antihipertensiva, pero comentó que seguiría tomando ajo.

**Síntomas:**
La Hipertensión arterial afecta todos los órganos del cuerpo y es causa de hemorragias cerebrales. La hipertensión puede afectar los riñones, lleva a la insuficiencia renal y a la uremia.

**Tratamiento:**
El tratamiento permanente con drogas que controlan la presión arterial elevada es muy efectivo, pero debe mantenerse por que no cura la enfermedad, solamente reducen el problema mientras se está consumiendo la medicina.

**REFERENCIAS:**

Arce García I, Mesa Cárdenas J, Devia, L. Prevalencia de la Hipertensión Arterial en la Población Subsidiada del Municipio de Atrato – Chocó. Corporación Universitaria Iberoamericana, Facultad de Ciencias Empresariales Programa Académico Esp. Gerencia de la Calidad en Salud Bogotá D.C. Junio, 2021

Documento bases del Plan de Desarrollo Departamental del Chocó 2016 -2019. "Oportunidades para todas las Subregiones" (2016). Recuperado de:
https://siatpc.co/wpcontent/uploads/plan_de_desarrollo_departamental_del_Chocó_2
016_2019.pdf

Opinion&salud.com – Revista Digital. Chocó, por debajo de la media nacional en todo, mucho más en salud (2018).
Recuperado de:
https://www.opinionysalud.com/2018/11/08/Chocó-debajo-la-media-nacional-mucho-
massalud/#:~:text=El%20Choc%C3%B3%20tiene%20el%20 85,su%20poblaci%C3% B3n%20pobre%20y%20vulnerable

Consejo Municipal para la Gestión del Riesgo de Desastres (CMGRD) - Plan Municipal de Gestión del Riesgo de Desastres municipio de Atrato, Chocó. (2016). Recuperado de:
https://repositorio.gestiondelriesgo.gov.co/bitstream/handle/2 0.500.11762/28509/PM
GRD_AtratoChocó_2016.pdf?sequence=2&isAllowed=y

**Organización Mundial de la Salud (OMS), Información general sobre la Hipertensión en el mundo- Una enfermedad que mata en silencio, una crisis de salud pública mundial (2013). Recupera de:**
https://apps.who.int/iris/bitstream/handle/10665/87679/WHO_DCO_WHD_2013.2_spa.pdf;jsessionid=52363461C0B08E2E37DE04F612D7E7DA?sequence=1

**Zurique M. S., Zurique C. P., Camacho, Sánchez, Hernández. (2019). Prevalencia de Hipertensión Arterial en Colombia Revisión Sistemática y Meta Análisis. Acta Médica Colombiana Vol. 44 No 4**
http://www.actamedicacolombiana.com/anexo/articulos/2019/04-2019-08.pdf

## ARTERIOESCLEROSIS

La **Arterioesclerosis** es el endurecimiento de las arterias que se presenta con el paso de los años. Las arterias se endurecen y se va acumulando colesterol por formación de placas con reducción del flujo sanguíneo. Esto resulta en insuficiencia arterial y se manifiesta por episodios isquémicos ocasionados por la falta de circulación, cuando ocurre en las arterias carótidas que irrigan el cerebro.

En las personas mayores son frecuentes las caídas sin causa aparente con pérdida de conocimiento transitorio. Se conocen como **Episodios Isquémicos Transitorios** y se deben reconocer con examen de ultrasonido o angiografía directa o digital, pues el tratamiento quirúrgico con limpieza de la luz arterial es curativo.

## ACCIDENTES VASCULARES

Los Accidentes Vasculares, son principalmente obstructivos como la trombosis u oclusión de las arterias o las embolias, que son fragmentos de coágulos que se desprenden del corazón y viajan por el flujo sanguíneo y se alojan en arterias de otros órganos. Estas obstrucciones producen isquemia o falta de sangre en los órganos y ocasionan síntomas de acuerdo con la localización de la arteria obstruida.

Otra forma de accidente vascular es la hemorragia, que ocurre cuando hay ruptura de una arteria anormal, aneurisma o malformación arteriovenosa, que causan destrucción del tejido afectado. Cuando son masivas, ocurre la muerte, en otros casos hay pérdida de la conciencia, parálisis de las extremidades y otros signos de focalización que indican al clínico el lugar de la lesión. Cuando se puede hacer el diagnóstico temprano es decir dentro de las primeras tres horas del accidente de la lesión obstructiva cerebral hay métodos de tratamiento para disolver los trombos o embolias con medicación.

Los aneurismas son generalmente sacos o bolsas que se forma en las arterias posiblemente en forma congénita. Se manifiesta por su ruptura súbita que ocasiona hemorragia subaracnoidea o hemorragia meníngea que se puede extender al cerebro. Los síntomas son de comienzo brusco con la cefalea más intensa de la vida o pérdida de conocimiento. El diagnóstico con angiografía o angiografía digital confirma la localización de la lesión y el tratamiento es quirúrgico a través de una craneotomía se llega al aneurisma y se pone un gancho metálico cerca al cuello de la lesión y excluida de la circulación. En algunas ocasiones es posible hacer un cateterismo o introducir un cateterismo en las arterias hasta llegar al cuello del aneurisma y ocluirlo con la inyección de unos pequeños resortes que ocasionan la trombosis del saco aneurismal.

## MALFORMACIONES ARTERIO VENOSAS

Las Malformaciones Arteriovenosas son lesiones congénitas que pueden ocurrir en cualquier parte del encéfalo. Se manifiestan por convulsiones y cuando se rompen las arterias o venas malformadas ocasionan hemorragias meníngeas. El diagnóstico se hace con angiografía por cateterismo o por medios digitales de escanografía. El tratamiento es quirúrgico, se puede hacer embolización de las arterias que alimentan la lesión o a través de craneotomía para resecarla.

## 11. ENFERMEDADES SANGUINEAS

Hay varias enfermedades que afectan la sangre. Entre ellas, están:
La Leucemia, Anemia Aplásica, Policitemia, Hemofilia, y las Hemoglobinopatías.

### LEUCEMIA

La Leucemia es el aumento del número de células blancas del torrente circulatorio. Se clasifica de acuerdo con el tipo de células predominantes en la sangre. Son enfermedades graves que pueden ocurrir en la infancia.

Hay formas agudas o de evolución tardía y formas crónicas. En la actualidad se han desarrollado tratamientos que pueden curar la leucemia.

### ANEMIA APLASTICA

La Anemia Aplásica incluye la reducción de los elementos sanguíneos, como los glóbulos rojos, glóbulos blancos y plaquetas. Es una enfermedad grave porque el organismo carece de defensas contra las infecciones. Es producida por alguna substancia química o medicamentos y tiene curso subagudo con alta mortalidad.

### POLICITEMIA

La Policitemia es una enfermedad de la sangre en la cual hay aumento de todas las células sanguíneas. Es una enfermedad opuesta a la Anemia donde los números de células son bajos y necesitan transfusiones. El tratamiento de la Policitemia requiere sangría periódica de los enfermos.

### HEMOFILIA

La Hemofilia es una enfermedad familiar en donde se transmite la falta del factor de coagulación de la sangre con la consecuencia de hemorragias recurrentes y repetidas que pueden ser fatales. Las mujeres no presentan la enfermedad, pero la transmiten a sus descendientes.

## HEMOGLOBINOPATIAS

"Las hemoglobinopatías constituyen el grupo de trastornos genéticos más frecuentes a nivel mundial, con mayor prevalencia en población Negra. En Colombia hay regiones de alta densidad poblacional de Afrodescendientes, lo cual plantea la necesidad de establecer estrategias para la identificación temprana de los portadores y enfermos con propósitos de prevención "[1].

**REFERENCIA:**

1. Rosero MJ, Bermúdez AJ Análisis de hemoglobinopatías en regiones Afrocolombianas usando muestras de sangre seca de cordón umbilical Acta Medica colombiana 2012, 37 )3) 118'124

## 12. ENFERMEDADES TOXICAS

El Mercurio es un metal líquido que se usa para refinar el oro. Mineros desalmados vierten el Mercurio usado en el procesamiento del oro, en los ríos lo cual causa contaminación del agua, de los peces y de los humanos que los ingieren.

El envenenamiento por mercurio afecta principalmente los riñones y el cerebro. Causa insuficiencia renal que lleva al coma urémico y a la muerte. En el Cerebro produce alteraciones graves, en los fetos ocasiona microcefalia, y en niños mayores, causa retardo mental.

En 1956 en la ciudad portuaria de Minamata, Japón se descubrió una enfermedad caracterizada por alteraciones mentales, demencia, temblor semejante a la Enfermedad de Parkinson y signos parecidos a la Esclerosis Lateral Amiotrófica. Después de investigaciones epidemiológicas se encontró que las aguas del océano estaban contaminadas por Mercurio de una fábrica que arrojaba los desperdicios al mar desde 1932. Esta enfermedad de Minamata causo gran mortalidad. No sabemos la razón por la cual no se haya presentado o si se ha presentado no se ha diagnosticado en el Chocó, con el uso irresponsable de la minería del oro.

La Revista Semana reportó que "La minería ilegal en la cuenca alta del río San Juan, en Chocó, afecta al resguardo indígena Papayo. Las graves consecuencias incluyen niños con microcefalia y afectaciones en la piel" [2].

También se reportó que 700 indígenas fueron envenenados por Mercurio en el río San Juan [2].

**REFERENCIAS:**

1. "Indigenas asesinados por el Mercurio en el Chocó" Semana https://especiales.semana.com/el-mercurio-envenena-indigenas-del-bajo-san-juan-por-mineria-ilegal/

2. De Angulo, A. Asediados por el mercurio en el Chocó, Revista Semana 2020
https://especiales.semana.com/el-mercurio-envenena-indigenas-del-bajo-san-juan-por-mineria-ilegal/index.html

3. Palacios-Torres Y, Caballero-Gallardo K... - Chemosphere Mercury pollution by gold mining in a global biodiversity hotspot, the Chocó biogeographic region, Colombia Chemosphere, 2018 PDF] researchgate.net

## 13. ENFERMEDADES MENTALES

Según la revista Gerente.Com, "Los habitantes del Chocó, tienen más riesgo de padecer enfermedades mentales que los habitantes de otras ciudades en Colombia." Esta afirmación la hacen entre otros factores, debido a la negligencia del gobierno en atender a la crisis humanitaria que lleva más de una década, a la violencia por grupos al margen de la ley y por el desplazamiento que son el pan de cada día en esta zona de Colombia. Todos estos factores que crean altos niveles de tensión emocional y social inciden en las dificultades familiares, matrimoniales y en el propio individuo, hasta el punto de debilitar sus defensas y desarrollar comportamientos que afectan las relaciones interpersonales.

Según la Dra. Luz Amparo Jaimes, los Chocoanos no tienden a consultar especialistas en Salud Mental, y si lo hacen solo uno de cada diez pacientes busca ayuda para los problemas de salud mental [4].

En la última Encuesta Nacional de Salud Mental ENSM, la zona del Pacífico presenta una prevalencia de enfermedades mentales en el 6.3% de la población y la adicción al alcohol es muy frecuente. Otras estadísticas afirman que el 15% de la población colombiana ha sufrido trastornos mentales debido al conflicto armado. [1].

¿Qué condiciones están causando estos trastornos?

La vulnerabilidad de los Chocoanos que viven en pobreza extrema, con altos niveles de desnutrición, violencia, desplazamiento hacen que sea un ambiente donde los trastornos mentales presentan alto riesgo, a pesar de que los Chocoanos parecen ser personas muy alegres y su cultura enfatiza la espiritualidad, la música y el baile.

Otro factor de alto riesgo en la enfermedad mental es el desempleo, que según los Obispos del Chocó es del 64%. El desempleo que va de la mano con la pobreza permite que se desarrollen altas frustraciones por las necesidades no satisfechas, una falta de autoestima generacional, y de autoconceptos negativos los cuales crean ciclos viciosos difíciles de vencer. En este tipo de ambiente, al igual que la dinámica de familias donde uno de los padres es adicto al alcohol, tienden a promover violencia doméstica y por lo tanto el abuso físico, emocional y sexual.

Una de las enfermedades mentales, es la esquizofrenia, uno de los trastornos más discapacitantes debido a que genera la pérdida del contacto con la realidad, la atención y emociones. Su origen se sigue investigando especialmente en el campo de la neuropsicología. Sin embargo, factores medioambientales como los evidenciados en Chocó predisponen la aparición de síntomas, los cuales inicialmente no son evaluados efectivamente sino hasta que se presenta un evento de mayor gravedad como la conducta suicida o psicosis aguda. Las personas que usan drogas psicodélicas como el LSD usualmente pueden replicar los efectos de las alucinaciones visuales, auditivas y sensoriales que son típicas de la esquizofrenia. En mi experiencia como Psicóloga en el Hospital Mental de Hollywood en la Florida, EE. UU. un paciente con diagnóstico de esquizofrenia y además usuario de LSD trataba de sacarse los ojos con una cuchara, por el miedo que le causaban las alucinaciones visuales de ver monstruos y el diablo.

En el Chocó, "el 80% de la población ha sufrido de desplazamiento, la mortalidad infantil es 1.8 veces superior al resto del país, la mortalidad materna es 2 veces mayor y el inicio de la gestación en la mujer es 4 años antes que en el resto de Colombia" (Jaimes,2022). Factores que aumentan el estrés y por lo tanto la posibilidad de desarrollar trastornos como ansiedad, pánico, depresión, trastorno afectivo bipolar y esquizofrenia.

¿Qué recursos tenemos?

Colombia es un país que tiene un alto número de profesionales en las Ciencias del Comportamiento y de la Salud Mental. La Psicología entró en Colombia en 1947 cuando la Universidad Nacional fundó el Instituto de Psicología Aplicada. Luego el Instituto se convirtió en la primera Facultad de Psicología de Latino América, en 1957. Los primeros once licenciados en Psicología se graduaron de la Universidad Nacional en Bogotá, en 1952.

La Pontificia Universidad Javeriana comenzó su facultad de Psicología en 1962. De la promoción de Psicología de la Universidad Javeriana en 1980, nos graduamos 100 psicólogas y psicólogos y un número menor de especialistas en Psiquiatría de la Facultad de Medicina. Hay 128 programas de Psicología en Colombia, con el primer doctorado en la Universidad del Valle, inaugurado en el 2004. El país cuenta con 12,000 Psicólogos graduados y 20,000 estudiantes de Psicología, según la UNAL. Hay una gran necesidad, pero parece que no se han creado los servicios suficientes, ni la comunicación para que la gente consulte al Psicólogo o terapista. En nuestro país se confía más en el amigo/a, los parientes o el sacerdote que en el Psicólogo o Psiquiatra. Todavía existe el tabú de que quien va a un psicólogo es porque está "loco". Las teorías de los Psiquiatras y Psicólogos Europeos y Norteamericanos llamaron la atención, y así fue que importamos estas teorías a Colombia.

También es de notar que, en una generación, las cosas han cambiado en Colombia en muchos aspectos. Para los que crecimos en Colombia en los 70's, era todavía una época de valores morales y éticos. Las tradiciones y la familia estaban intactas y rara vez se oía de un divorcio. Era algo mal visto. Desde finales de los 80, parece que la sociedad colombiana se volvió más liberal, donde ya las parejas no se casan, pero viven juntas, o se separan. Donde ya los niños no se bautizan y la gente ha perdido la fuerte fe católica que los caracterizó por varios siglos desde la llegada de los españoles y los misioneros. Lo que llegó en los 80, fueron los canales de televisión internacionales, que han causado un revuelco en los valores colombianos. Todos los tabús que se tenían en los 70, han salido por la ventana, y ahora al igual que en otros países del primer mundo, la gente ha elegido políticos homosexuales para posiciones importantes en el gobierno. Este cambio en los valores sociales y la popularidad y el uso de drogas ilícitas ha afectado no solo nuestra sociedad, sino al mundo en general.

En Colombia y en el Departamento del Chocó, se pueden generar campañas para aumentar el conocimiento de las enfermedades mentales y ayudar a reducir el estigma y el rechazo que aún existe frente a personas que presentan síntomas de la enfermedad mental. Estas campañas también incentivan el diagnóstico temprano, la remisión al especialista a tiempo y un oportuno inicio a la terapia.

En las últimas décadas se han creado leyes, programas y el Ministerio de Salud y Protección Social para la Protección del Abuso Infantil en Colombia. Se han hecho avances en las dos últimas décadas sobre la Prevención del Abuso Infantil y especialmente el abuso en las personas de edad avanzada. Sin embargo, el departamento del Chocó es uno de los más olvidados en varios aspectos sociales incluida la atención en salud mental. Desde el 2012 leemos en los periódicos sobre la crisis humanitaria en Chocó, donde niños indígenas especialmente entre los 5 y 10 años han muerto por hambre. Aunque el Instituto de Bienestar Familiar, provee servicios como el Almuerzo Escolar, y otros servicios sociales, el hecho que tantos niños hayan muerto por hambre y malnutrición es una gran parte del abuso infantil, que no se debe permitir en lo más mínimo en un país como Colombia, que tiene una riqueza agrícola por su localización ecuatorial.

La malnutrición juega un papel muy importante en el rendimiento escolar y es de notar, que el Chocó está en el último lugar en los exámenes del ICFES a nivel nacional. Un país que descuida a sus niños y a sus ancianos es un país en que se abusan los Derechos Humanos.

Otra área de negligencia a nivel educativo es que no se escucha de prácticas, internados, ni rurales de las Universidades Colombianas en el Chocó. Esto es necesario para aumentar la conciencia de la situación precaria de esta zona del país, lo cual ayudaría a nivel preventivo para aumentar los niveles académicos de los estudiantes y promover la salud mental de los habitantes.

Entre los trastornos mentales de mayor prevalencia en Colombia, está la depresión la cual afecta al 5% de la población adulta colombiana, según el Ministerio de Salud. En los niños, el 12,4% tiene "nervios" o ansiedad, seguido por el 9,7% que presenta jaquecas o cefaleas debido al estrés y 2,3% presenta el Trastorno por Déficit de Atención e Hiperactividad, lo cual interfiere con el rendimiento escolar (Minsalud, 2021).

Para considerar estas estadísticas reportadas, hay que tener en cuenta la información anterior, de que no es parte de la cultura Chocoana o Colombiana consultar al Psicólogo o terapista. Por lo cual es muy factible, que haya un número mucho más alto de personas con trastornos mentales no diagnosticados, funcionando en la sociedad y tolerando sufrimientos que podrían aliviarse con servicios profesionales.

La Ley de Salud Mental de los colombianos es la Ley 1616 de 2013. Su objetivo es garantizar el ejercicio pleno del derecho a la salud mental para toda la población colombiana. ... Miles de personas de todo el mundo que sufren problemas de salud mental se ven privados de sus derechos humanos.

La Ley 1090-2006 reemplazó la Ley 58 de 1963 y define claramente la actividad psicoterapéutica de los psicólogos en Colombia. La ley actualizada y más reciente es la Ley 1616 del 21 de enero, 2013.

Ley 1616 del 21 de enero, 2013.

A continuación, se transcribe la Ley 1616 del 21 de enero, 2013 para dar conocimiento a sus artículos y decretos.

"POR MEDIO DE LA CUAL SE EXPIDE LA LEY DE SALUD MENTAL Y SE DICTAN OTRAS DISPOSICIONES"

"El CONGRESO DE COLOMBIA DECRETA:

ARTICULO 1°. OBJETO.

"El objeto de la presente ley es garantizar el ejercicio pleno del Derecho a la Salud Mental a la población colombiana, priorizando a los niños, las niñas y adolescentes, mediante la promoción de la salud y la prevención del trastorno mental, la Atención Integral e Integrada en Salud Mental en el ámbito del Sistema General de Seguridad Social en Salud, de conformidad con lo preceptuado en el ARTÍCULO 49 de la Constitución y con fundamento en el enfoque promocional de calidad de vida y la estrategia y principios de la atención primaria en salud.

De igual forma se establecen los criterios de política para la reformulación, implementación y evaluación de la Política Pública Nacional de Salud Mental, con base en los enfoques de derechos, territorial y poblacional por etapa del ciclo vital."

ARTICULO 2°. ÁMBITO DE APLICACIÓN.

"La presente ley es aplicable al Sistema General de Seguridad Social en Salud, específicamente al Ministerio de Salud y Protección Social, Superintendencia Nacional de Salud, Comisión de Regulación en Salud o la entidad que haga sus veces, las empresas administradoras de planes de Beneficios las Instituciones Prestadoras de Servicios de Salud, las Empresas Sociales del Estado. Las Autoridades Nacionales,

Departamentales, Distritales y Municipales de Salud, los cuales se adecuarán en lo pertinente para dar cumplimiento a lo ordenado en la ley."

ARTICULO 3°. SALUD MENTAL.

"La salud mental se define como un estado dinámico que se expresa en la vida cotidiana a través del comportamiento y la interacción de manera tal que permite a los sujetos individuales y colectivos desplegar sus recursos emocionales, cognitivos y mentales para transitar por la vida cotidiana, para trabajar, para establecer relaciones significativas y para contribuir a la comunidad.
La Salud Mental es de interés y prioridad nacional para la República de Colombia, es un derecho fundamental, es tema prioritario de salud pública, es un bien de interés público y es componente esencial del bienestar general y el mejoramiento de la calidad de vida de colombianos y colombianas."

ARTICULO 4°. GARANTÍA EN SALUD MENTAL.

"El Estado a través del Sistema General de Seguridad Social en Salud garantizará a la población colombiana, priorizando a los niños, las niñas y adolescentes, la promoción de la salud mental y prevención del trastorno mental, atención integral e integrada que incluya diagnóstico, tratamiento y rehabilitación en salud para todos los trastornos mentales.

El Ministerio de Justicia y del Derecho, el Instituto Nacional Penitenciario y Carcelario y las entidades prestadoras del servicio de salud contratadas para atender a los reclusos, adoptarán programas de atención para los enfermos mentales privados de libertad y garantizar los derechos a los que se refiere el ARTÍCULO sexto de esta ley; así mismo podrán concentrar dicha población para su debida atención. Los enfermos mentales no podrán ser aislados en las celdas de castigo mientras dure su tratamiento."

ARTICULO 5°. DEFINICIONES.

"Para la aplicación de la presente ley se tendrán en cuenta las siguientes definiciones:

1. Promoción de la salud mental. La promoción de la salud mental

es una estrategia intersectorial y un conjunto de procesos orientados hacia la transformación de los determinantes de la Salud Mental que afectan la calidad de vida, en procura de la satisfacción de las necesidades y los medios para mantener la salud, mejorarla y ejercer control de esta en los niveles individual y colectivo teniendo en cuenta el marco cultural colombiano.

2. Prevención Primaria del trastorno mental.
La Prevención del trastorno mental hace referencia a las intervenciones tendientes a impactar los factores de riesgo. Relacionados con la ocurrencia de trastornos mentales, enfatizando en el reconocimiento temprano de factores protectores y de riesgo, en su automanejo y está dirigida a los individuos, familias y colectivos.

3. Atención integral e integrada en salud mental.
La atención integral en salud mental es la concurrencia del talento humano y los recursos suficientes y pertinentes en salud para responder a las necesidades de salud mental de la población, incluyendo la promoción, prevención secundaria y terciaria, diagnóstico precoz, tratamiento, rehabilitación en salud e inclusión social.

4. La atención integrada hace referencia a la conjunción de los distintos niveles de complejidad, complementariedad y continuidad en la atención en salud mental, según las necesidades de salud de las personas.

5. Trastorno mental. Para los efectos de la presente ley se entiende trastorno mental como una alteración de los procesos cognitivos y afectivos del desenvolvimiento considerado como normal con respecto al grupo social de referencia del cual proviene el individuo. Esta alteración se manifiesta en trastornos del razonamiento, del comportamiento, de la facultad de reconocer la realidad y de adaptarse a las condiciones de la vida.

6. Discapacidad mental. Se presenta en una persona que padece limitaciones psíquicas o de comportamiento; que no le permiten en múltiples ocasiones comprender el alcance de sus actos, presenta dificultad para ejecutar acciones o tareas, y para participar en situaciones vitales. La discapacidad mental de un individuo puede presentarse de manera transitoria o permanente,

la cual es definida bajo criterios clínicos del equipo médico tratante.

7. **Problema psicosocial.** Un problema psicosocial o ambiental puede ser un acontecimiento vital negativo, una dificultad o deficiencia ambiental, una situación de estrés familiar o interpersonal, una insuficiencia en el apoyo social o los recursos personales, u otro problema relacionado con el contexto en que se han desarrollado alteraciones experimentadas por una persona.

8. **Rehabilitación psicosocial.** Es un proceso que facilita la oportunidad a individuos -que están deteriorados, discapacitados o afectados por el análisis -o desventaja- de un trastorno mental- para alcanzar el máximo nivel de funcionamiento independiente en la comunidad. Implica a la vez la mejoría de la competencia individual y la introducción de cambios en el entorno para lograr una vida de la mejor calidad posible para la gente que ha experimentado un trastorno psíquico, o que padece un deterioro de su capacidad mental que produce cierto nivel de discapacidad. La Rehabilitación Psicosocial apunta a proporcionar el nivel óptimo de funcionamiento de individuos y sociedades, y la minimización de discapacidades, inhabilidades y hándicap, potenciando las elecciones individuales sobre cómo vivir satisfactoriamente en la comunidad. ´

**ARTICULO 6°. DERECHOS DE LAS PERSONAS. TITULO 11 DERECHOS DE LAS PERSONAS EN El ÁMBITO DE LA SALUD MENTAL.**

´Además de los Derechos consignados en la Declaración de Lisboa de la Asociación Médica Mundial, la Convención sobre los Derechos de las Personas con Discapacidad y otros instrumentos internacionales, Constitución Política, y la Ley General de Seguridad Social en Salud son derechos de las personas en el ámbito de la Salud Mental:

1. Derecho a recibir atención integral e integrada y humanizada por el equipo humano y los servicios especializados en salud mental.

2. Derecho a recibir información clara, oportuna, veraz y completa de las circunstancias relacionadas con su estado de salud, diagnóstico, tratamiento y pronóstico, incluyendo el propósito,

método, duración probable y beneficios que se esperan, así como sus riesgos y las secuelas, de los hechos o situaciones causantes de su deterioro y de las circunstancias relacionadas con su seguridad social.

3. Derecho a recibir la atención especializada e interdisciplinaria y los tratamientos con la mejor evidencia científica de acuerdo con los avances científicos en salud mental.

4. Derecho a que las intervenciones sean las menos restrictivas de las libertades individuales de acuerdo con la ley vigente.

5. Derecho a tener un proceso psicoterapéutico, con los tiempos y sesiones necesarias para asegurar un trato digno para obtener resultados en términos de cambio, bienestar y calidad de vida.

6. Derecho a recibir psicoeducación a nivel individual y familiar sobre su trastorno mental y las formas de autocuidado.

7. Derecho a recibir incapacidad laboral, en los términos y condiciones dispuestas por el profesional de la salud tratante, garantizando la recuperación en la salud de la persona.

8. Derecho a ejercer sus derechos civiles y en caso de incapacidad que su incapacidad para ejercer estos derechos sea determinada por un juez de conformidad con la ley 1306 de 2009 y demás legislación vigente.

9. Derecho a no ser discriminado o estigmatizado, por su condición de persona sujeto de atención en salud mental.

10. Derecho a recibir o rechazar ayuda espiritual o religiosa de acuerdo con sus creencias.

11. Derecho a acceder y mantener el vínculo con el sistema educativo y el empleo, y no ser excluido por causa de su trastorno mental.

12. Derecho a recibir el medicamento que requiera siempre con fines terapéuticos o diagnósticos.

13. Derecho a exigir que sea tenido en cuenta el consentimiento informado para recibir el tratamiento.

14. Derecho a no ser sometido a ensayos clínicos ni tratamientos experimentales sin su consentimiento informado.

15. Derecho a la confidencialidad de la información relacionada con su proceso de atención y respetar la intimidad de otros pacientes.

16. Derecho al reintegro a su familia y comunidad.

Este catálogo de derechos deberá publicarse en un lugar visible y accesible de las Instituciones Prestadoras de Servicios de Salud que brindan atención en salud mental en el territorio nacional. Y además deberá ajustarse a los términos señalados por la Corte Constitucional en la Sentencia T-760 de 2008 y demás jurisprudencia concordante."

**ARTICULO 7°. DE LA PROMOCIÓN DE LA SALUD MENTAL Y PREVENCIÓN DEL TRASTORNO MENTAL. TITULO 111 PROMOCIÓN DE LA SALUD MENTAL Y PREVENCION DE LA ENFERMEDAD MENTAL**

"El Ministerio de Salud y Protección Social o la entidad que haga su veces, establecerá las acciones en promoción en salud mental y prevención del trastorno mental, que deban incluirse en los planes decenales y nacionales para la salud pública, planes territoriales y planes de intervenciones colectivas, garantizando el acceso a todos los ciudadanos y las ciudadanas, dichas acciones serán de obligatoria implementación por parte de los entes territoriales, Entidades Promotoras de Salud, Instituciones Prestadoras de Servicios de Salud, Administradoras de Riesgos Profesionales, Empresas Sociales del Estado y tendrán seguimiento y evaluación a través de indicadores en su implementación.

Así mismo, el Ministerio tendrá la responsabilidad de promover y concertar con los demás sectores aquellas políticas, planes, programas y proyectos necesarios para garantizar la satisfacción de los derechos fundamentales y el desarrollo y uso de las capacidades mentales para todos los ciudadanos.

El Departamento para la Prosperidad Social con la asesoría del Ministerio de Salud tendrá la responsabilidad en la población sujeto de atención, de promover y prevenir las ocurrencias del trastorno mental mediante intervenciones tendientes a impactar los factores de riesgo relacionados con la ocurrencia de estos, enfatizando en el reconocimiento temprano de factores protectores y de riesgo.

El Departamento de la Prosperidad Social con la asesoría del Ministerio de Salud constituirá y participará en asocio con personas de derecho público-privado, Asociaciones, Fundaciones o entidades que apoyen o promuevan programas para la atención, tratamiento, promoción y prevención de las enfermedades en salud mental. La Superintendencia Nacional de Salud ejercerá las acciones de inspección, vigilancia y control respecto de lo ordenado en el presente artículo."

**ARTICULO 8°. ACCIONES DE PROMOCIÓN.**

"El Ministerio de. Salud y Protección Social dirigirá las acciones de promoción en salud mental a afectar positivamente los determinantes de la salud mental e involucran: inclusión social, eliminación del estigma y la discriminación, buen trato y prevención de las violencias, las prácticas de hostigamiento, acoso o matoneo escolar, prevención del suicidio prevención del consumo de sustancias psicoactivas, participación social y seguridad económica y alimentaria, entre otras. Estas acciones incluyen todas las etapas del ciclo vital en los distintos ámbitos de la vida cotidiana, priorizando niños, niñas y adolescentes y personas mayores; y estarán articuladas a las políticas públicas vigentes.

El Ministerio de Educación Nacional en articulación con el Ministerio de Salud y Protección Social, diseñarán acciones intersectoriales para que a través de los proyectos pedagógicos, fomenten en los estudiantes competencias para su desempeño como ciudadanos respetuosos de sí mismos, de los demás y de lo público, que ejerzan los derechos humanos y fomenten la convivencia escolar haciendo énfasis en la promoción de la Salud Mental.

Las acciones consignadas en este artículo tendrán seguimiento y evaluación de impacto que permita planes de acción para el mejoramiento continuo, así como la gestión del conocimiento, investigación e innovación."

**ARTICULO 9°.**
**PROMOCIÓN DE LA SALUD MENTAL Y PREVENCIÓN DEL TRASTORNO MENTAL EN El ÁMBITO LABORAL.**

"Las Administradoras de Riesgos Laborales dentro de las actividades de promoción y prevención en salud deberán generar estrategias, programas, acciones o servicios de promoción de la salud mental y prevención del trastorno mental, y deberán garantizar que sus empresas afiliadas incluyan dentro de su sistema de gestión de seguridad y salud en el trabajo, el monitoreo permanente de la exposición a factores de riesgo psicosocial en el trabajo para proteger, mejorar y recuperar la salud mental de los trabajadores.

El Ministerio de Trabajo y el Ministerio de Salud determinarán y actualizarán los lineamientos técnicos para el diseño, formulación e implementación de estrategias, programas, acciones o servicios de promoción de la salud mental y la prevención del trastorno mental en el ámbito laboral en un término no mayor a seis (6) meses, a partir de la promulgación de la presente ley. El Ministerio de Trabajo y el Ministerio de Salud evaluarán y ajustarán periódicamente este lineamiento técnico para enfrentar los riesgos laborales en salud mental.

De acuerdo con lo establecido en la ley 1562 de 2012 el Ministerio de Trabajo ejercerá las funciones de inspección, vigilancia y control de las acciones de promoción y prevención ordenadas en el presente artículo, Integración al aula regular y actuando sobre factores que puedan estar incidiendo en el desempeño escolar de los niños, niñas y adolescentes con trastornos mentales.

Las Entidades Territoriales Certificadas en Educación deben adaptar los medios y condiciones de enseñanza, preparar a los educadores según las necesidades individuales, contando con el apoyo de un equipo interdisciplinario calificado en un centro de atención en salud cercano al centro educativo."

**ARTICULO 25. SERVICIOS DE SALUD MENTAL PARA NIÑOS, NIÑAS Y ADOLESCENTES.**

"Los entes territoriales, las empresas administradoras de planes de beneficios deberán disponer de servicios integrales en salud mental con modalidades específicas de atención para niños, niñas y adolescentes garantizando la atención oportuna, suficiente, continua, pertinente y de fácil accesibilidad a los servicios de promoción, prevención, detección temprana, diagnóstico, intervención, cuidado y rehabilitación psicosocial en salud mental en los términos previstos en la presente ley y sus reglamentos."

**ARTICULO 26. PLAN DE BENEFICIOS.**
**TITULO V PLAN DE BENEFICIOS**

"La Comisión de Regulación en Salud o la entidad que haga sus veces, deberá incluir en la actualización de los planes de beneficios de todos los regímenes, la cobertura de la salud mental en forma integral incluyendo actividades, procedimientos, intervenciones, insumos, dispositivos médicos, medicamentos y tecnologías en salud para la prevención, diagnóstico, tratamiento y rehabilitación, que se requieran con necesidad para la atención integral e integrada en salud mental de conformidad con lo preceptuado en la ley 1438 de 2011, la presente ley y demás normatividad vigente y complementaria."

**ARTICULO 27. GARANTIA DE PARTICIPACIÓN.**
**TITULO VI PARTICIPACIÓN SOCIAL**

"En el marco de la Constitución Política, la Ley y la Política Pública Nacional de Participación Social el Ministerio de Salud y Protección Social deberá garantizar la participación real, efectiva y vinculante de las personas, familias, cuidadores, comunidades y sectores sociales para el ejercicio de la ciudadanía activa en la formulación, implementación evaluación y ajuste construcción del modelo de atención, guías, protocolos, planes de beneficios, planes de salud pública, la política pública nacional de Salud Mental y demás en el ámbito de la salud mental."

**ARTICULO 28. ASOCIACIONES DE PERSONAS CON TRASTORNOS MENTALES, SUS FAMILIAS O CUIDADORES.**

"Sin perjuicio del ejercicio de la libertad de asociación establecida en la Constitución Política, las asociaciones, corporaciones o fundaciones de personas con trastornos mentales, sus familias o cuidadores harán parte de las redes o grupos de apoyo para la promoción de la salud mental y prevención de la enfermedad mental de conformidad con lo previsto en el artículo 13 de la presente ley.

El Ministerio de la Protección Social expedirá los lineamientos técnicos para el cumplimiento de lo ordenado en este ARTICULO, en un término no superior a ocho (8) meses a partir de la vigencia de la ley."

ARTICULO 29. CONSEJO NACIONAL DE SALUD MENTAL.

"La instancia especializada creada en el ARTICULO 10 de la ley 1566 de 2012 se denominará CONSEJO NACIONAL DE SALUD MENTAL Y será la instancia responsable de hacer el seguimiento y evaluación a las ordenes consignadas en la ley 1566 de 2012 y la presente ley, Política Nacional de Salud Mental, Política Nacional para la reducción del consumo de sustancias estupefacientes o psicotrópicas y su impacto, Política Pública Nacional de Prevención y Atención a la adicción de sustancias psicoactivas y el Plan Decenal para la Salud pública en lo relativo a la salud mental. Este Consejo tendrá carácter consultivo bajo la coordinación del Ministerio de Salud y Protección Social a través de la Dirección de Salud Pública, la cual ejercerá la secretaría técnica del mismo y lo convocará mínimo dos (2) veces al año.

El consejo es una instancia mixta integrada por:
1. El-la ministro-a de Salud y Protección Social o el Viceministro Delegado, quien lo presidirá.

2. El-la Defensor-a del Pueblo o su delegado.

3. El-la director-sa de Salud Pública, quien ejercerá la secretaria técnica de manera indelegable.

4. Un (1) representante de cada uno de los siguientes colegios, consejos o asociaciones profesionales: Asociación Colombiana de Psiquiatría, Colegio Colombiano de Psicólogos, Asociación Nacional de Enfermeras, Consejo Nacional de Trabajo Social, Federación Médica Colombiana, Asociación Colombiana de Profesionales en Atención Pre Hospitalaria, Emergencias Y Desastres, Asociación Colombiana de Terapia Ocupacional.

5. Dos (2) representantes de los prestadores de servicios de Salud: Uno de la Asociación Colombiana de Hospitales y Clínicas; y uno de la Asociación Colombiana de Empresas Sociales del Estado y Hospitales Públicos ACESI.

6. Dos (2) representantes de las asociaciones de pacientes, sus familiares o cuidadores de patologías en Salud Mental.

7. Un (1) representante de las asociaciones de Facultades de las Ciencias de la Salud.

8. Un (1) representante de las Facultades de las Ciencias Sociales.

9. Un (1) representante de las organizaciones sociales y comunitarias.

De conformidad con lo establecido en el ARTICULO 10 de la ley 1566 de 2012 las funciones de este consejo serán apoyadas por un equipo funcional interdisciplinario, idóneo y suficiente de servidores públicos de la planta del Ministerio expertos en la formulación, prestación, auditoria y calidad de servicios en salud mental y reducción del consumo de sustancias psicoactivas. Los representantes de las organizaciones profesionales, de pacientes y demás señalados en este artículo serán elegidos por aquellas, y su designación será oficialmente comunicada a la Secretaria Técnica del mismo."

PARÁGRAFO. "En cada uno de los departamentos del país se conformará el Consejo Departamental de Salud Mental, liderado por la Secretaría Departamental de Salud quien será la encargada de conformar y convocar dicho Consejo la cual estará integrada por los respectivos secretarios de salud o quien haga sus veces en los municipios que integran el departamento y por los representantes de cada asociación en el departamento señalados en el presente artículo según la existencia de tales asociaciones en el Departamento.

Estos Consejos Departamentales rendirán un informe anual en los términos de este artículo al Ministerio de Salud."

**ARTICULO 30. FUNCIONES DEL CONSEJO NACIONAL DE SALUD MENTAL.**

"Son funciones del Consejo:

1. Preparar y presentar a las instancias y entidades pertinentes conceptos y recomendaciones producto del seguimiento y

evaluación participativa y periódica a la implementación y cumplimiento de la ley 1566 de 2012, la presente ley, Política Nacional de Salud Mental, Política Nacional para la reducción del consumo de sustancias estupefacientes o psicotrópicas y su impacto, Política Pública Nacional de Prevención y Atención a la adicción de sustancias psicoactivas, el modelo de atención, guías y protocolos en salud mental, CONPES y el Plan decenal para la salud pública en lo relativo a la salud mental.

2. Revisar la ejecución de los planes de acción nacional y departamental para el cumplimiento de las leyes e instrumentos indicados en el numeral anterior.

3. Plantear acciones de articulación intersectorial y transectorial que impacten la prevención y la atención integral en salud mental.

4. Recomendar nuevos procesos administrativos y técnicos que surjan producto de la investigación, el monitoreo y evaluación de las leyes e instrumentos referidos en el numeral 1.

5. Rendir y divulgar anualmente un informe integral de gestión, evaluación, resultados y cumplimiento de las leyes, políticas y planes señalados en el numeral 1 a la Procuraduría General de la Nación, Contraloría General de la República, Defensoría del Pueblo, Superintendencia Nacional de Salud y Comisiones Séptimas Constitucionales del Congreso de la República para lo de su competencia."

ARTICULO 31. POLITICA PÚBLICA NACIONAL DE SALUD MENTAL. TÍTULO VII CRITERIOS PARA UNA POLITICA PÚBLICA DE SALUD MENTAL

"El Ministerio de Salud y Protección Social tiene dieciséis (16) meses a partir de la fecha de expedición de la presente ley para ajustar y expedir mediante acto administrativo la Política Nacional de Salud Mental acorde con los cambios normativos y el perfil epidemiológico actual del país. Esta política deberá ser formulada e implementada bajo un enfoque de derechos, intersectorial, corresponsable y equitativo, en articulación con las demás políticas públicas vigentes incluyendo entre otros elementos: la atención integral mediante la promoción de la salud mental, la prevención de los problemas en salud mental individuales y colectivos, así como los trastornos mentales mediante la detección la remisión oportuna el seguimiento."

<u>Conozca la Ley de Salud Mental Colombiana: Es la Ley 1616 de 2013</u>

El Manual de Diagnóstico y Estadística de Desórdenes Mentales, se utiliza para clasificar el diagnóstico de las Enfermedades Mentales. El Manual está en su quinta edición, y es publicado por la Asociación Americana de Psiquiatría.

Los temas incluidos en el DSM-5 son:

- Desórdenes del Desarrollo Neurológico
- Desórdenes del Espectro de la Esquizofrenia y Psicosis
- Desórdenes Bipolares
- Desórdenes Depresivos
- Desórdenes de Ansiedad
- Desórdenes Obsesivo-Compulsivos
- Desórdenes Relacionados con Trauma y Estrés
- Desórdenes Disociativos
- Desórdenes Somáticos
- Desórdenes de la Alimentación
- Desórdenes de la Eliminación
- Desórdenes del Sueño
- Disfunciones Sexuales
- Disforia del Género
- Desórdenes Disruptivos, Control de Impulsos y Conducta
- Desórdenes del Uso de Sustancias y Adicciones
- Desórdenes Neuro cognoscitivos
- Desórdenes de Personalidad
- Desórdenes de Parafilias
- Otros Desórdenes.

**CONCLUSIONES.**

Las leyes en Colombia han evolucionado en los últimos años y se ha reconocido la necesidad de formar el Consejo Nacional de Salud Mental con representantes de diversas organizaciones. Además de saber que en Colombia se gradúan miles de profesionales en las áreas de Psicología, Psiquiatría, y Trabajo Social se diría que lo que falta es conectar los puntos o los servicios para tener una cobertura de las áreas en que hay un déficit de servicios. Esto puede ser una contribución del Consejo Nacional de Salud Mental, para tener representantes de estos departamentos, y evaluar las necesidades especialmente en Departamentos en la periferia de Colombia que son los más olvidados, como Chocó, la Guajira, el Amazonas, la Costa del Pacífico.

Hay que enfatizar que uno de los tesoros nacionales, es el recurso humano, la gente, los niños y las personas con más experiencia de edad avanzada. Hay que cuidar este tesoro, para que Colombia que tiene una riqueza de recursos humanos y naturales, pueda fomentar los recursos capitales, para salir de la pobreza y obtener un nivel de desarrollo a la altura de países del primer mundo.

**REFERENCIAS:**

1. **Areandina:** https://www.areandina.edu.co
2. **Diagnostic and Statistical Manual of Mental Disorders. DSM III-R**, Published by the American Psychiatric Association, Washington, DC, 1987.
3. **Diagnostic and Statistical Manual of Mental Disorders. DSM V-R**, Published by the American Psychiatric Association, Washington, DC, 2013
4. Gerente.com, 2021 Jaimes, Luz Amparo

Minsalud, comprometido con la salud mental de los colombianos

Chocó, el departamento sin salud – Colombia Plural
https://revistas.unal.edu.co

5. Taborda, L.C., Burgos, C., Téllez, J.E., Vásquez, R.A. Principios de Semiología Psiquiátrica. Colegio Mayor de Nuestra Señora del Rosario, Facultad de Medicina, Departamento de Psiquiatría, Bogotá,1977.

## 14. NEOPLASMAS

La Organización Mundial de la Salud (OMS) plantea que entre el 30 % y el 50 % de las muertes por cáncer se podrían prevenir modificando o evitando los factores de riesgo e implementando estrategias de prevención, dentro de las que se destacan la tamización y el diagnóstico temprano del cáncer.

En Colombia, los 5 tipos de cáncer más comunes son: Mama (15.509 casos nuevos), Próstata (14.460), Colon y recto (10.783), Estómago (8.214) y Pulmón (6.876). En menores de 19 años son las Leucemias y tumores del Sistema Nervioso.

Con este resultado el Gobierno Nacional fortalece, además, el presupuesto del Instituto Nacional de Cancerología para el 2023.

El cáncer más maligno de todos es el Glioblastoma cuya supervivencia está limitada a un año. Desde cuando se diagnostica se encuentran células malignas en diferentes partes del cerebro, pero no da tiempo para desarrollar metástasis fuera del cráneo.

No conocemos la frecuencia de estos tumores en el Chocó, aunque en mi experiencia personal como Neurocirujano los Glioblastomas son muy frecuentes. Su diagnóstico se ha facilitado por la aparición de la Escanografía y más tarde la Iconografía por Resonancia Magnética.

### Lanzamiento Plan Decenal de Cáncer en la región del Pacífico

De acuerdo con los datos presentados en la Encuesta Nacional de Salud 2007, los departamentos de Chocó (15,9%), Cauca (14,2%) y Nariño (14%) presentaron una prevalencia de consumo de tabaco en adultos entre 18 y 69 años mayor a la prevalencia nacional (12,8%). El Valle del Cauca obtuvo una prevalencia de 10.5%.

El tabaquismo es el principal factor de riesgo para el desarrollo del cáncer del pulmón. El Ministerio de Salud ha lanzado el Plan Decenal para prevenir el cáncer pulmonar en la Región del Pacífico.

**REFERENCIAS:**

https://www.minsalud.gov.co/Paginas/lanzamiento-plan-decenal-cancer-

**Fuente: Instituto Nacional de Cancerología. Incidencia estimada y mortalidad por cáncer en Colombia, 2002-2006. Colombia. 2010.**

## 15. ENFERMEDADES OSTEOMUSCULARES

Se incluyen en este análisis las enfermedades del aparato locomotor los músculos, huesos y articulaciones. Sus causas son muy variadas y se puede revisar la lista de las 10 causas o análisis de las enfermedades para llegar a un diagnóstico.

Las causas más frecuentes posiblemente son la osteoartrosis o proceso degenerativo de las articulaciones que ocasiona dolores crónicos en diferentes partes del cuerpo.

Las enfermedades musculares llamadas Miopatías comprenden un número importante de alteraciones generalmente congénitas de los músculos comúnmente de naturaleza progresiva.

Existen otras causas de atrofia muscular producida cuando hay alteraciones de los troncos nerviosos. No tenemos información de la frecuencia de estas afecciones en el Departamento del Chocó.

## 16. OTRAS ENFERMEDADES

### ACCIDENTES OFIDICOS

En los Boletines Epidemiológicos del Instituto Nacional de Salud, las semanas 52 de 2017, 2018 y 2019 muestran las cifras de accidentes ofídicos en la tabla de Mando Nacional por Departamentos.

**TABLA ACCIDENTES OFIDICOS**

| Año | Chocó | Antioquia |
|---|---|---|
| 2017 | 247 | 784 |
| 2018 | 191 | 684 |
| 2019 | 240 | 789 |

En las Islas Vírgenes de los Estados Unidos, las mangostas acabaron con todas las serpientes de las islas. La Mangosta es un mamífero del orden carnívoro, de la familia de las Herpéstidas, procedentes de Asia y Africa que son inmunes a los venenos de las culebras.

Las cifras de Antioquia y Chocó justifican pensar en la importación de Mangostas para acabar con las culebras.

Tabla 11 Tasas Ajustadas de Mortalidad por Grupo 6/67 de la OPS, Chocó 2005 al 2011

| TASAS AJUSTADAS POR GRUPO 667 OPS DEPARTAMENTO DEL CHOCO 2005-2011 | | | | | | | |
|---|---|---|---|---|---|---|---|
| Nombre Enfermedad | 2005 | 2006 | 2007 | 2008 | 2009 | 2010 | 2011 |
| Enfermedades transmisibles | 28,6 | 32,1 | 35,7 | 29,6 | 30,1 | 26,8 | 27,0 |
| Neoplasias | 48,8 | 49,6 | 55,4 | 55,1 | 53,9 | 52,7 | 49,1 |
| Enfermedades sistema circulatorio | 118,0 | 145,9 | 134,7 | 147,8 | 130,0 | 111,8 | 107,9 |
| Afecciones periodo perinatal | 12,4 | 13,6 | 11,6 | 14,0 | 14,5 | 11,4 | 9,5 |
| Causas externas | 54,1 | 61,0 | 58,0 | 60,8 | 70,3 | 51,5 | 65,2 |
| Las demás causas | 70,4 | 82,3 | 80,5 | 86,8 | 77,0 | 77,2 | 64,0 |
| signos y síntomas mal | 12,4 | 12,8 | 15,5 | 21,3 | 15,3 | 18,0 | 26,4 |

**Fuente: Departamento Administrativo Nacional de Estadística (DANE),**

## 17. PARTERIA ANCESTRAL EN EL CHOCÓ
Por Ledy Manuela Mosquera Moreno, Enfermera.

El departamento del Chocó es un territorio multiétnico, cuenta con 30 municipios y una población aproximada de 515.165 habitantes. Con 46.530 km² es el noveno departamento más extenso. Comprende las selvas del Darién y las cuencas de los ríos Atrato y San Juan.

En Colombia se dice ser el único con costas en los océanos Pacífico y Atlántico. Es igualmente, el único departamento limítrofe con Panamá. En ella se encuentra la eco región que probablemente tenga la mayor pluviosidad del planeta. A grandes líneas comprende la mitad norte del litoral colombiano en el océano Pacífico. Y entre estos se ha identificado más de 880 personas conocidas como parteras, comadronas, o matronas.

El departamento del Chocó ha sido históricamente un territorio con problemáticas sociales, y económicas asociadas a la presencia de actores armados ilegales y disputas generados por una economía extractivista. Posee múltiples zonas rivereñas que construyen un territorio diverso y rico en biodiversidad y cultura, y aunado a esto, el departamento posee una posición estratégica que lo lleva a conectar con el Caribe y el Pacífico. Esto ha supuesto un fuerte interés de los actores armados en este territorio y las economías ilegales que han dejado secuelas importantes para las poblaciones que habitan el departamento, esto teniendo en cuenta que existen conflictos interétnicos que, agregados al alza del conflicto armado propiciado por grupos armados, constituyen una degradación de la guerra y de la condición de vida humana en el departamento.

Se han llevado a cabo diversos procesos de desarme, desmovilización y reintegración, sin embargo, no han mermado los escenarios de guerra y conflicto en el departamento. El desplazamiento se ha instaurado como una problemática constante en los territorios teniendo en cuenta que las zonas ribereñas del departamento mantienen dinámicas latentes de conflicto armado a raíz de la presencia de diferentes grupos armados como las FARC, el ELN y bandas criminales organizadas.

Teniendo en cuenta la disposición geográfica del departamento, violencias explícitas como el confinamiento de pueblos o corregimientos enteros son bastantes frecuentes pues las vías de acceso tienden a ser limitadas, ya que dependen de vías fluviales. Esto también representa una complicación cuando se vuelve urgente la asistencia humanitaria a distintos sectores del departamento pues no hay formas rápidas de acceder a ellos. (CODHES, 2014).

En el marco de este contexto de violencia armada y de crisis económica, las mujeres, niñas y adolescentes mujeres del departamento del Chocó en su mayoría afrodescendientes e indígenas, se enfrentan a normas sociales y creencias que replican roles y relaciones de género tradicionales.

En estos años, la Red Interétnica de Parteras se ha enfocado justamente en proyectos de formación en liderazgo para la promoción de los derechos de esta población, sobre todo en comunidades indígenas Embera en donde, persisten prácticas como la ablación del clítoris. En este sentido, el departamento es también el primero en incidencia de uniones tempranas en la región, ya que el 4,25% de niñas entre 10 y 14 años, de acuerdo con los datos del Censo Nacional (2018) están o han estado en unión, contra un promedio nacional del 1,85 %. El embarazo adolescente, según datos de la ENDS (2015) es del 29,4% en el departamento y las uniones tempranas de las adolescentes entre 15 y 19 años son del 22,30% mientras que el promedio nacional es del 15%.

En un diagnóstico de derechos de mujeres, niñas y adolescentes que se realizó con parteras Embera se identificó que las mujeres son víctimas sistemáticas de todo tipo de violencia, física, económica, sexual y psicológica en sus hogares y que tienen miedo de desplazarse en sus territorios por la presencia de actores armados. Este último riesgo afecta sobre todo la población de niñas y adolescentes, en donde el riesgo de violencia sexual aumenta de manera exponencial.

## PARTERAS Y PARTEROS EN EL CHOCÓ

Son mujeres o hombres que por tradición o cultura mediante conocimientos empíricos desde la oralidad y lo práctico, se hacen maestros del oficio de la partería y así se han interesado por aprender a ayudar antes, durante y después de la gestación a una mujer en su medio y en su contexto socioeconómico y familiar, para preservar la vida de un nuevo ser.

Su quehacer está en torno a las líneas de formación tradicional, o transferencia hereditaria y algunos parteros han sido capacitados por las instituciones de base o territoriales en salud.

El nombre de partera se escucha por primera vez hace dos mil años ADC, 2000 años antes del nacimiento del Sr. Jesucristo, considerado como el creador a quienes las parteras a Dios le entregan cada acción que realizan por ser Él su creador, dador y abogado defensor que ilumina al partero y la partera durante la asistencia al milagro de la vida.

La partera y el partero es un ser humano integro, mujer o hombre que, sin mirar raza, credo político o religión, se prepara (formal o informalmente) para atender a la mujer antes y durante el embarazo, prepararla para el trabajo de parto y la asistencia del parto, asistir al recién nacido, asesorar y proporcionar los cuidados necesarios en sus primeras 1.000 días. Y en algunos casos tiende a ser la segunda madre, la madrina o tía política de ese nuevo ser.

A que se dedican las parteras y los parteros: Son Cultivadores de plantas medicinales, agricultoras, mineras, auxiliares en enfermería en busca de mejor condición de vida y la formación como asistentes maternos, se cuenta con parteros y parteras promotores, panaderas, madres cabeza de familia, líderes comunitarios, entre otros que asumen varios roles y labores al tiempo. Y sin desmeritar cada labor las parteras y los parteros se la ingenian para sus sostenibilidades.

Las parteras de las comunidades negras afrodescendientes, mestizas e indígenas del departamento; les llaman y se identifican parteras y parteros "asistentes del milagro de la vida". Son consideradas las "matronas" del pueblo, en otras su figura se percibe como en las poblaciones afro y entre los indígenas son las/los "chamán" en el casco urbano municipales; son las consejeras/os, pero a todas y todos les une la misma causa: luchan por mantener vivo su oficio en las comunidades apartadas sin servicios médicos o asistenciales les ven a ellas/os como una salida y los consideran una luz en la oscuridad y en sus manos entregan la vida de dos o más seres.

En algunos municipios las parteras se mueven como pez en el agua por sus múltiples labores y oficios en la población o comunidad; quienes se encargan de conocer a la comunidad y la cosmovisión de la misma, apoyan y conocen bien el censo de la localidad, son cultivadores de plantas para el cuidado y la protección de la persona como sabedoras en salud y en la prevención de enfermedades. Participan activamente en el cuidado materno infantil sin ser convocados por las familias, hay parteras que se autodenominan la cuidadora de los niños y niñas menores en las comunidades, vigilan y acompañan al niño y la niña desde sus primeros mil días y terminan como la comadre, la madrina, la tía del niño o la niña.

Apoyan todos los procesos comunitarios como referentes en salud. En todo este quehacer ante las asesorías, <u>capacitaciones</u>

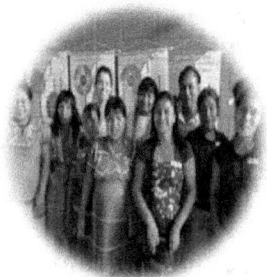

recorridos por algunos municipios y el interés de organizaciones en formar líderes para disminuir las morbimortalidades de los niños y
las niñas menores de cinco (5) años. Por intuición de una mujer, enfermera de profesión, partera de tradición, nace en el departamento del Chocó **LA ASOCIACIÓN DE LA RED INTER ÉTNICA DE PARTERAS Y PARTEROS DEL DEPARTAMENTO DEL CHOCÓ, ASOREDIPARCHOCÓ.** La cual se forma con 39 personas, quienes en sus territorios ejercen las labores de líderes

comunitarios parteras y parteros de nueve (9) municipios del Chocó inmersos en el proyecto comunidades afrocolombiana e indígenas promueven su seguridad alimentaria, (Quibdó, Carmen de Atrato, Rioquito, Nóvita, Sipí, Tadó, Istmina, Medio San Juan y Litoral del San Juan). Con estos municipios inicia la organización y se crea con los siguientes objetivos:

- Integrar a parteras/os en un espacio que el intercambio de conocimientos interculturales, desde el quehacer de la partería, el manejo y atención responsables a la gestante, antes, durante y después del parto sea líneas transversales a todo proceso.
- Integrar a hombres y mujeres desde sus conocimientos con nuevas experiencias y la convivencia entre personas que ejercen la misma labor, respetando la diferencia de etnias y roles dentro de sus colectividades, siendo estos conocedores de su territorio.
- Fortalecer procesos organizativos a nivel regional, departamental y municipal en torno a los Saberes asociados a la partería.
- Generar alianzas con diferentes sectores e instituciones que contribuyan al reconocimiento y fortalecimiento de los Saberes asociados a la partería afro como un sistema de medicina tradicional legítimo y seguro.
- Crear espacios para el fortalecimiento de las prácticas y la circulación de conocimientos en torno a los Saberes asociados a la partería afro del Pacífico.
- Fortalecer los sistemas propios de atención de la partería.

**Ubicación de las parteras y sus territorios.**

En el territorio del Chocó, la Red ASOREDIPARCHOCÓ, cuenta con más 880 parteras y parteros afrodescendientes e indígenas de la etnia Embera que a su vez se dividen en Dobida, Chamí y Katío. Se dividen en las 5 subregiones que conforman el departamento, y hacen presencia en todos los 30 municipios del departamento. En la región del Darién en Unguía, es uno de municipios que más se reporta la atención de partos y acompañamiento a las gestantes (hasta un máximo de 10 al mes). De la subregión del Atrato, reporta con frecuencia Río Quito, Quibdó y Yuto. En este último municipio junto con Istmina son los municipios de mayor índice en atención debido a los procesos coordinados de algunas de las parteras con las instituciones de salud del territorio, y cuentan con el título de auxiliares de enfermería. A la fecha solo Istmina reportó en un mes 78 partos (41 de estos atendidos por partera en el hospital Eduardo Santos. Treinta (30) en el nicho (lugar de capacitación y/o atención en partería, casa de partos) y 7 en casa de la gestante). Por último, En la subregión del San Juan, el municipio que hace más reportes es Litoral máximo 10 partos de solo 2 parteros en un mes y en la subregión del Baudó es Medio Baudó, estos reportan hasta 5 partos al mes. Finalmente, en la subregión del Pacífico, todos los municipios reportan casos, y especialmente, Nuquí.

I. Subregión Atrato: su principal vía de acceso es, la vía acuática; a diferencia del Carmen de Atrato que su única vía de acceso es la vía terrestre; esta subregión se conformada por los municipios de Bojayá, Medio Atrato, Río Quito, Quibdó, Atrato, Lloró, El Carmen y Bagadó. Limita por una parte de la Cordillera Occidental, por la Serranía del Baudó y el Istmo de San Pablo que la separa de la región del San Juan. Es una región plana y cenagosa, recorrida por el río Atrato, cubierta de selva super húmeda y con una gran pluviosidad. Tiene una extensión aproximada de 12,471 Km2, que representa más o menos el 51.6% del departamento. En su parte alta se practica la minería. La agricultura está contraindicada, dadas las características de suelos jóvenes con escasa capa vegetal y alta pluviosidad. En el río, afluentes y en numerosas ciénagas que existen, se practica la pesca, principalmente de bocachico, dentón, quícharo, doncellas y bagre. Y en algunas zonas la minería.

II. Subregión Darién: Está conformada por los municipios de Acandí, Unguía, Riosucio, Carmen del Darién y el municipio pendiente de legalización Belén de Bajirá. Se ubica en los límites entre la República de Colombia y la República de Panamá. Esta región es montañosa y

plano-cenagosa, recorrida por la Serranía del Darién. Tiene población dispersa. Es una región rica en bosques.
Sus principales zonas de afluencia para comercio, y movilidad, está en Antioquia (Zona del Urabá desde Turbo hasta Medellín).

III. Subregión San Juan: La conforman los municipios de Sipí, Medio San Juan, Nóvita, San José del Palmar, Condoto, Istmina, Río Iró, Unión Panamericana, Tadó, Cantón de San Pablo y Cértegui. Sus afluentes están cubiertos de selva súper húmeda encerrada entre la Cordillera Occidental, la Serranía del Baudó, el Istmo de San Pablo, el Macizo de los farallones de Cali y la región del Andén Aluvial. Esta zona se evidencia fuertemente la minera, en otras zonas de esta subregión se encuentran cultivos de maíz, plátano, caña de azúcar y explotación de maderas a través de aserríos.

IV. Subregión Pacífico Norte: Comprende los municipios de Juradó, Bahía Solano y Nuquí. Se encuentra situado en el extremo occidental colombiano, bordeado por el Océano Pacífico. Es una región rica en potencial turístico debido a la cercanía con el mar, presenta grandes dificultades de conectividad.

V. Subregión Pacífico Sur: Aquí se identifica los municipios del Alto Baudó, Medio Baudó, Bajo Baudó y Litoral del San Juan. Se encuentra situado en el extremo occidental colombiano, bordeado por el océano Pacífico. Es una región rica en potencial turístico debido a la cercanía con el mar, presenta con facilidad poca conectividad.

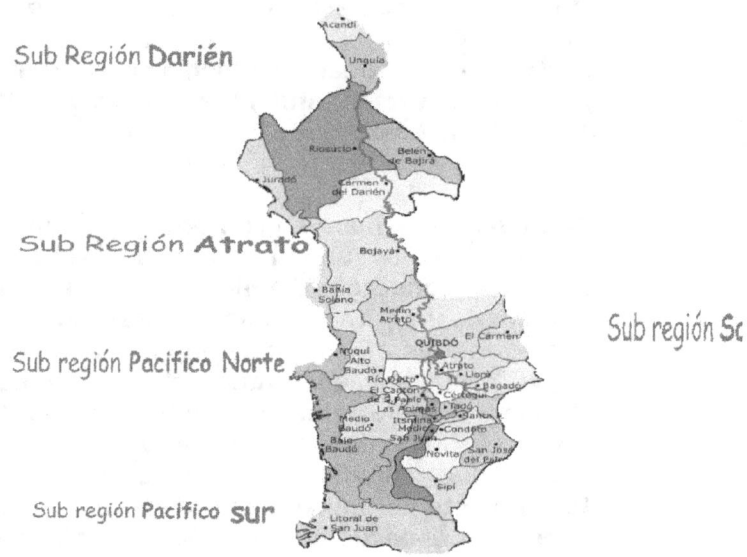

**Fuente: Rediparchocó Nov-2015.**

De igual modo es importante especificar por zonas o subregiones el número de parteras registra la Red de Parteras del departamento del Chocó.

| Subregiones | No | Municipios | Total | H | M | afro | Indigenas | |
|---|---|---|---|---|---|---|---|---|
| Darien | 1 | Acandí | 4 | | | 2 | | |
| | 2 | Unguia | 23 | 1 | 22 | | | |
| | 3 | Riosucio | 26 | | 26 | 20 | 6 | |
| | 4 | Carmen del Darien | 3 | 1 | 2 | 3 | | |
| Atrato | 5 | Bajirá | 2 | | 2 | 2 | | |
| | 6 | Bojayá | 24 | | 24 | 20 | 4 | |
| | 7 | Medio Atrato | 29 | | 29 | 29 | | |
| | 8 | Rio Quito | 27 | 3 | 24 | 17 | 10 | |
| | 9 | Quibdo | 126 | 22 | 104 | 101 | 20 | |
| | 10 | Atrato (Yuto) | 24 | 2 | 22 | | | |
| | 11 | Lloro | 31 | 2 | 29 | 25 | 6 | |
| | 12 | Carmen | 38 | 1 | 37 | 30 | 7 | |
| | 13 | Bagado | 79 | 1 | 78 | 5 | 73 | |
| San Juan | 14 | Sipi | 9 | 2 | 7 | 9 | | |
| | 15 | Medio San Juan (Andagoya) | 13 | 2 | 11 | 13 | | |
| | 16 | Novita | 14 | | 14 | | | |
| | 17 | San Jose del Palmar | 2 | | | | | |
| | 18 | Condoto | 21 | | 21 | 21 | | |
| | 19 | Istmina | 15 | 2 | 13 | 12 | 3 | |
| | 20 | Union Panamericana | 7 | | 7 | 7 | | |
| | 21 | Tadó | 29 | 2 | 19 | 21 | 8 | |
| | 22 | Rio Iró (Santa Rita) | 30 | | 30 | 25 | 5 | |
| | 23 | Certeguí | 13 | | 13 | 5 | 8 | |
| | 24 | Canton de san Pablo | 4 | | 4 | 4 | | |
| Pacifico Norte | 25 | Jurado | 8 | | 8 | | 8 | |
| | 26 | Bahia solano | 7 | | 7 | 4 | | |
| | 27 | Nuquí | 11 | 1 | 10 | 11 | | |
| Pacifico Sur | 28 | Alto Baudo | 33 | 3 | 30 | 33 | | |
| | 29 | Medio Baudo | 16 | 1 | 15 | 16 | | |
| | 30 | Bajo Baudo | 41 | | 41 | 41 | | |
| | 31 | Litora del San Juan | 171 | 17 | 83 | 20 | 80 | |
| | | TOTAL | 880 | | | | | |

**Fuente: Rediparchocó Nov-2019.**

**La mayoría de las 880 parteras y parteros realizan su oficio en contextos de alta dispersión poblacional, donde viven hay notorias dificultades para la movilidad debido a los escasos ingresos económicos, el orden público y actualmente se suma a lo anterior el contexto de emergencia en salud global.**

**Las parteras de la Red, como se mencionó en un principio, hablan diferentes idiomas, pertenecen a grupos étnicos y poblacionales diferentes (hay mujeres jóvenes y mayores). Son en su mayoría**

muy poco familiarizadas con la lectoescritura, y tienen saberes y prácticas diferenciales dependiendo de la subregión que habitan. De allí es por lo cual la RED las/los caracteriza como:

1. **Experta/o:** la mujer o hombre de muchos años de experiencia en la partería, pero poco o nulo su ejercicio en la partería, solo enseñan sus saberes y emiten recomendaciones a otras parteras o a quien los consultan. (Toda su vida productiva en el proceso).

2. **Activa/o:** es quien a la fecha atiende parto o acompañan en los procesos de salud, sexual y reproductivo a una familia, a quien lo requiera. (Actualmente es quien atiende los partos en las poblaciones).

3. **Semilla:** Es quien está es su proceso de aprendizaje a la fecha puede o no atender parto, pero en compañía de una partera activa o experta (observa, practica, se capacita y comparte experiencias, es conocida como una aprendiz de partería).

Según las parteras o parteros y su clasificación así llegan los reportes de partos, la gran mayoría reporta sus partos en cada encuentro es decir cada 6 meses o cada año que se encuentran para su proceso de formación. Hecho que se espera cambiar en el tiempo y a la medida que el gobierno colombiano lo permita.

**Ver decretos que favorecen la partería en Colombia.**

**En la siguiente tabla se relacionará el número de parto reportados a la fecha por parteras y parteros en su municipio para los años 2015-2020.**

| Subregiones | No | Municipio | Total | Partos reportados a inicio del proceso | Partos 2015-2016 | Partos 2017-2018 | Partos 2019 |
|---|---|---|---|---|---|---|---|
| Darien | 1 | Acandí | 4 | 220 | 5 | 1 | 0 |
| | 2 | Unguía | 23 | 1060 | 6 | 2 | 5 |
| | 3 | Riosucio | 25 | 124 | 10 | 8 | 12 |
| | 4 | Carmen del Darien | 3 | 120 | 3 | 1 | 2 |
| | 5 | Bajirá | 2 | 20 | 1 | 2 | 1 |
| Atrato | 6 | Bojayá | 24 | 110 | 5 | 10 | 5 |
| | 7 | Medio Atrato | 29 | 230 | 15 | 22 | 10 |
| | 8 | Rio Quito | 27 | 1320 | 21 | 21 | 4 |
| | 9 | Quibdó | 126 | 320 | 12 | 3 | 10 |
| | 10 | Atrato | 24 | 1350 | 16 | 7 | 4 |
| | 11 | Lloro | 31 | 159 | 8 | 1 | 5 |
| | 12 | Carmen | 39 | 79 | 10 | 10 | 5 |
| | 13 | Bagadó | 79 | 6200 | 170 | 65 | 26 |
| San Juan | 14 | Sipí | 9 | 50 | 2 | 1 | 1 |
| | 15 | Medio San Juan | 13 | 135 | 5 | 5 | 2 |
| | 16 | Novita | 14 | 210 | 17 | 16 | 2 |
| | 17 | San Jose del Palmar | 2 | 5 | 0 | 1 | 0 |
| | 18 | Condoto | 21 | 190 | 10 | 7 | 5 |
| | 19 | Istmina | 15 | 2010 | 367 | 449 | 405 |
| | 20 | Union Panamericana | 7 | 20 | 5 | 2 | 0 |
| | 21 | Tadó | 29 | 720 | 10 | 24 | 5 |
| | 22 | Rio Iró( Santa Rita) | 30 | 110 | 5 | 2 | 2 |
| | 23 | Cértegui | 13 | 115 | 1 | 4 | 1 |
| | 24 | Canton de San Pablo | 4 | 45 | 2 | 1 | 1 |
| Pacifico Norte | 25 | Jurado | 8 | 57 | 2 | 1 | 1 |
| | 26 | Bahia solano | 7 | 52 | 5 | 7 | 3 |
| | 27 | Nuquí | 11 | 70 | 1 | 2 | 1 |
| Pacifico Sur | 28 | Alto Baudó | 38 | 102 | 6 | 2 | 2 |
| | 29 | Medio Baudó | 16 | 100 | 3 | 5 | 6 |
| | 30 | Bajo Baudó | 41 | 89 | 5 | 1 | 5 |
| | 31 | Litora del San Juan | 171 | 350 | 91 | 12 | 17 |
| | | TOTAL | 881 | 15742 | 819 | 695 | 548 |

**Fuente: Rediparchocó Nov-2010-2020.**

El municipio que más reporta sus atenciones es el municipio de Istmina; de este municipio solo reportan dos parteras, del total de parteras en los municipios recibimos información en los encuentros. Así sucesivamente en cada municipio se cuenta con una referente y por lo general de dos a tres parteras son las que notifican sus atenciones, las parteras y parteros restantes registran en sus cuadernos y cada año presentan sus escritos a la organización y de allí se obtiene el conteo de partos anual.

**El reporte del parto se dificulta por los territorios por las siguientes causas.**
- Territorios dispersos.
- Zonas fuera de cobertura en conectividad y además las parteras no pueden o no tienen acceso a teléfonos inteligentes.
- Partos de grupos armados que no se debe, ni se especifica su atención.
- Parteras que no tiene el contacto con la red, ni con su coordinadora de territorio.
- Aún se cuenta con parteras y parteros que no saben leer ni escribir.

- Asistencia de familiares o amistades que no saben describir el parto, para el reporte.

## DIAGNÓSTICO Y ESTADO ACTUAL DE LA PARTERÍA TRADICIONAL EN EL CHOCÓ.

En cuanto a su oficio, durante los procesos de formación y de encuentro, diálogos de saberes, conferencia y/o congresos; se identificó que muchas de ellas/os desconocen algunos factores de riesgo, no conocen las rutas de atención, ni las organizaciones e instituciones que deben ser alertadas en caso de que se presente una complicación en una gestante o un recién nacido o que identifiquen algún tipo de violencia en los hogares que visitan, lo que implica un cuello de botella y un gran reto para la organización. De allí la importancia de comenzar a formar las mujeres en liderazgo y habilidades para la vida, privilegiando actividades enfocadas en el fortalecimiento de habilidades blandas como la capacidad de hablar en público, de discutir y participar en espacios de tomas de decisiones, escoger lideresas, entre otras acciones.

Muchas parteras están asumiendo el reto de posicionarse como lideresas y agentes comunitarias en sus comunidades. Han logrado ir desnaturalizando el ciclo de violencia de las cuales ellas mismas eran víctimas y han ido preparándose para estar cada vez más presente en escenarios de incidencia política a nivel territorial. Pero también han asumido el reto de ser la voz de las mujeres en los espacios de participación comunitarias que por lo general son masculinos. Han formados micro redes locales de mujeres por municipio, han elegido coordinadoras y lideresas para que las representan y se articulan a nivel departamental de esta manera entre parteras.

Fortalezas de la partería tradicional.
- Conocimiento del territorio, medio ambiente y relación con la tierra,
- Cultivo, uso y producción de plantas,

- **Construcción de conocimiento y desarrollo de técnicas a partir de la observación,**
- **Transmisión y transformaciones del conocimiento,**
- **Conocimiento y técnicas tradicionales y cuidado del cuerpo,**
- **Cuidado del cuerpo, atención y acompañamiento del ciclo reproductivo de la mujer.**

Diagnóstico y tratamiento de enfermedades.

**Estos conocimientos son desarrollados por las parteras y ellas lo brindan a toda la comunidad.**
**La Partera es el fortalecimiento de valores comunitarios, su papel y sus cualidades desde la partería facilitan la concepción propia del parto. La promoción de los derechos sexuales y reproductivos y cada proceso enmarca el tejido social desde la espiritualidad y religiosidad asociada al territorio y las plantas.**

Aportes de la partería.

- **Fortalecimiento de los valores comunitarios.**
- **Conformación de un sistema propio de medicina.**
- **Conocimientos y técnicas sobre el cuerpo, las plantas y sus usos.**
- **Producción y uso de plantas se contribuye a la conservación de la diversidad biológica en las comunidades y es una forma cultural de generar vínculos con el territorio.**

Problemas y amenazas externas

- **Dificultades en la relación con el Sistema de Salud.**
- **Débil visibilizaciones del proceso en algunos sectores de las comunidades.**
- **Violencia y conflicto armado.**
- **Pobreza y difíciles condiciones de vida de las parteras.**

Problemas y amenazas internas

- **Debilidad en la organización y baja articulación del trabajo de las parteras con la institucionalidad.**

- Dificultades en los procesos de transmisión y relevo generacional.
- Insuficiente accesibilidad a kit de partos.

Necesidades específicas en salud materna y perinatal en el depto. Del Chocó.

- Caracterización de parteras y parteros por municipio.
- Estas acciones facilitarán un sistema de información de la partería tradicional. (SIPAT)
- Formación en asesoría, control y atención materna infantil.
- Capacitación y dotación de insumos para la atención en el minuto de oro, por municipio.
- Capacitación en emergencia obstétrica por municipio.
- Fortalecimiento organizativo por municipio.
- Acciones de emprendimiento y estrategias de comunicación.
- Articulación institucional. En busca de armonizar con el sistema de salud occidental.
- Construcción de conocimiento. Para la documentación del conocimiento propio.
- <u>Fortalecimiento</u> en las líneas de atención en salud sexual y reproductiva.

Se busca al satisfacer estas necesidades fomentar un sistema de valores para una atención tradicional adecuada al departamento, ya que son las parteras y los parteros quienes permanecen en el territorio. Y así establecer un modelo de educación tradicional.

De estas reflexiones como organización ASOREDIPARCHOCÓ busca:

Generar espacios de diálogo culturalmente respetuoso con parteras, médicos tradicionales, los académicos, y profesionales certificados en salud; con el fin de identificar las fortalezas, necesidades y problemáticas en torno a la atención perinatal en todos los grupos de atención y quienes están ateniendo. Por intermedio de ello, intercambiar conocimientos y saberes que contribuyan al fortalecimiento íntegro a beneficio de la madre y de los recién nacidos.

De los proyectos ejecutados, podemos decir que no solo han facilitado la experiencia de la organización, además de fortalecer los procesos organizativos.
La organización ASOREDIPARCHOCÓ; ante su proceso de organización y fortalecimiento concluye su ejercicio de sistematización como entidad sin ánimo de lucro que busca la integración, formación y asistencia técnica de la partería, con base en el cumplimiento de las leyes colombianas, en beneficio de la salud materna infantil. Que buscará en su discurso y trasegar; agrupar a los y las parteras, con el fin de promover el desarrollo integral de las mujeres y los hombres que ejercen de manera voluntaria la partería en el departamento del Chocó, contribuyendo con acciones que mejoren la salud materna e infantil y espera en adelante promover el desarrollo integral de la mujer y el hombre que ejercen la partería desde la promoción de la salud y prevención de las enfermedades, para contribuir en acciones que mejoran la salud materna e infantil. En un futuro será una organización reconocida a nivel local, nacional e internacional en la formación, la resignificación y la asistencia de la partería. Como gestora del cuidado materno infantil y asistente del parto donde la mujer y el hombre lo requiera. Mediante las acciones en la Salud, la educación y el acompañamiento integral. Los cuales se desarrollan a través de las siguientes líneas estratégicas.

Procesos de Formación, Capacitación y Educación Continua:
La Red desde sus inicios se gestó como un centro de formación para las parteras y parteros y en general en la misión ancestral y cultural de la partería. Lo importante entonces, es que tanto ellas y ellos como las entidades y los profesionales de la salud entiendan la importancia o papel que debe jugar cada uno, por cuanto son aliados, no rivales en el manejo adecuado no solo de la gestación, el parto, el puerperio y la lactancia, sino en el acompañamiento a la población en temas de derechos sexuales y reproductivos, desde una mirada diversa, ancestral y culturalmente aceptable.

Acompañamiento a la Mujer Antes, Durante y Después de la Gestación:

Se promueve el acompañamiento inicial a la mujer, con mayor énfasis en la pareja,
para que conozca sus derechos, en la decisión de prevención del embarazo no deseado y/o en el manejo de la sexualidad de forma responsable. La partera o partero en las comunidades es además de ser solidario, es, una persona que puede brindar un consejo u orientación en tiempo, y es quien les acompaña en sus momentos de alegría, o en desavenencias que se llegaren a presentar.

**Acompañamiento y Seguimiento a la Madre Lactante y el Cuidado del Niño, la Niña Desde el Nacimiento y en Muchos Casos Hasta los 5 años o más.**
En las comunidades las parteras y los parteros son guías y líderes para seguir, por eso la red se preocupa para que su labor la desarrollen de una forma responsable al acompañar a la familia, a la madre, al padre, al niño en sus diferentes momentos, son, además, fundamentales en temas como:

- Cuidados preconcepcionales
- Gestación, controles prenatales, observación de la madre y el bebé
- Lactancia exclusiva y la lactancia materna complementaria
- Cuidado y crianza con afecto, atención y desarrollo emocional de sus niños y niñas.

Con relación a los encuentros de Parteras y Parteras del departamento, se vienen realizando desde el año 2010. El primer encuentro departamental de la Red se realizó gracias a la unión de cinco agencias de las Naciones Unidas, (UNICEF, FAO, OPS/OMS, PMA, PENUD) en el proyecto denominado Comunidades Indígenas y Afros del Chocó Promueven su Seguridad Alimentaria. Posteriormente, con esfuerzos de la Red se siguieron realizando estos encuentros, en principio aunados los esfuerzos con las mismas parteras, quienes raían de sus comunidades el alimento para coadyuvar en su realización, además, la Red buscaba lugares donde se facilitar el hospedaje, así se realizaron hasta el 9° encuentro.
El Ministerio de Cultura, en el 2017 reconoce mediante la Resolución; a la partería afro pacífica como Patrimonio Cultural, y entre el año 2017 y 2018 han apoyado el proceso.

El 10° encuentro se logró con el Proyecto Conjunto de la OPS y la Secretaría de Salud Departamental, y el encuentro 11° se logró gracias al programa Inter Agencial de las Naciones Unidas para la Reducción de la Mortalidad Materno Infantil y la OIM. Por lo anterior, en el marco de los objetivos misionales de la Asorediparchocó seguirá formando a las parteras y parteros, y considera que estos eventos han permitido visibilizar, capacitar a quienes ejercen tal oficio mediante acciones para la reducción de la morbimortalidad materna en el departamento del Chocó.

Parteros destacados en todos los procesos de formación:

Todo lo que las mujeres y hombres hacen
alrededor de la partería impone sus logros,
dificultades y metas.

En esta oportunidad se destaca a tres hombres
que cada año están para impartir sus conocimientos,
los queridos de todas las mujeres que se encuentran
entre si para aprender, desaprender e impartir un saber.
Estas vivencias de tres hombres de la partería son
desde sus voces y documentada en "Parteros" por
Julián Arias.
Fotografías: Rodrigo Grajales
2018.

Luis Américo Mosquera Tadó, Chocó;
Primer representante legal de la organización Asorediparchocó.

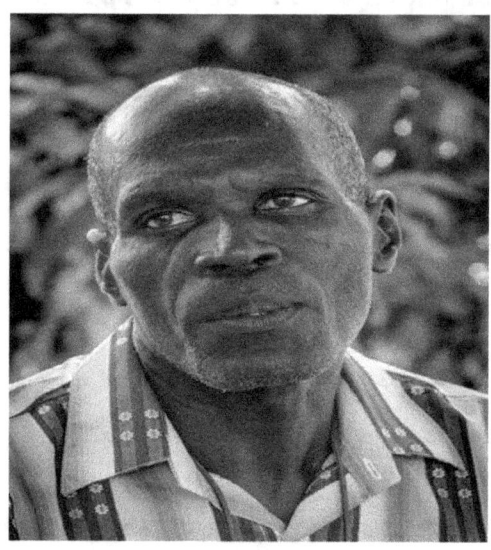

Para Américo Mosquera sus dos profesiones, minero y partero, tienen más relación de lo que la gente cree.

—Sin la minería no podría partear, la minería me da el sustento, la partería es un trabajo para mi comunidad. Aunque insisto en preguntarle por su experiencia en la partería, se empeña en hablar de minas y bateas. Asegura que el trabajo en el río les sirve a las mujeres barequeras como ejercicio prenatal. También están las madres solteras que trabajan hasta el último día del embarazo, y apenas cumplen la dieta, agarran la batea y se lanzan al río a buscar una pizca de oro para alimentar al hijo. Cualquier actividad en la vereda Angostura, dice, tiene que ver con la mina.

Américo conoció la minería al mismo tiempo que la partería; mientras su padre, batea en mano, madrugaba a zambullirse en el

San Juan, su madre aconsejaba a las embarazadas de la vereda. En aquella época las opciones para un niño de diez años eran limitadas: acompañar al padre en las tareas de minería y sentarse en una piedra al borde del río, o recorrer el monte con la madre para recoger plantas y preparar los bebedizos que luego llevaba a las parturientas.

A los trece años Américo ya podía cargar su propia batea e identificar las plantas para los remedios. En esa etapa se inclinó por la minería, decidió apartarse de las caminatas diarias con su madre y las charlas sobre el embarazo. Pasarían dieciséis años para que Américo retomara el saber materno; empezó a formarse en medicina tradicional y se preparó como promotor de salud para su comunidad. Así conoció a José Brandino Mosquera, médico yerbatero y partero tradicional.
—Yo me di cuenta de que en mi comunidad solo había un partero y no había médicos.
Si a una mujer le agarraban los dolores por la noche no había quién la atendiera ni tiempo para trasladarla hasta el hospital. Cuando yo vi esta necesidad me metí en el cuento de aprender a partear, me fui para la casa de mi compadre Brandino y le dije que me enseñara.

El día que Américo terminó el curso de promotor de salud, sin quererlo, se convirtió en el enfermero de Angostura: aprendió a hacer suturas, a tomar la presión, a formular plantas y bebedizos. Ahora se ríe recordando las filas que se le arman en su casa y las dos semanas que lleva con el tensiómetro dañado.
—Tengo a los viejos de la comunidad esperando para tomarles la presión —dice y suelta otra carcajada que lo levanta de la silla—. Caminemos que me voy a entumir.
Caminando por la orilla del río Tanandó, Américo deja de sonreír, observa el cauce y retoma el tema de la minería.

Según él, la turbiedad del agua se debe a alguna máquina estacionada kilómetros arriba. Los problemas de los Chocoanos, agrega, empezaron a mediados de los años ochenta cuando hicieron la carretera que comunicó a Quibdó con el centro del país; la llegada de las máquinas acabó la minería ancestral, deterioró los terrenos y contaminó los ríos.

—Nosotros, a diferencia de las grandes empresas, estamos haciendo minería verde y amigable. Le doy un ejemplo: nosotros no utilizamos mercurio como la minería grande, utilizamos la baba de balso para sacarle la jagua al oro y al platino. Pero ya no hablemos más de minería que a usted le interesa es el otro tema.

Un día cualquiera de marzo de 1993, el viejo José Brandino lo mandó a llamar para que lo asistiera en el nacimiento de su quinto hijo. Américo llegó apresurado y encontró al compadre en el patio recogiendo las plantas para preparar las infusiones. Entraron a la casa. Brandino acostó a su esposa en la cama. Fueron 45 minutos de masajes, gritos y explicaciones. El alumbramiento fue tranquilo, recuerda hoy Américo, veinticinco años y doce partos después.

De los doce partos que ha atendido en toda su vida hay uno que Américo Mosquera menciona con tristeza. Una primeriza, dice. Fue el 18 de septiembre de 2004. Las contracciones indicaban que era la hora del parto y no había tiempo de coger la trocha hasta el hospital de Tadó. Américo dispuso todo: preparó las yerbas, organizó las sábanas, acostó a la parturienta en la cama y realizó los masajes para ayudar a bajar el bebé. Pasó más de una hora para que el partero lograra sostener al niño entre sus brazos; entonces, advirtió que no respiraba. Rápidamente hizo los ejercicios de reanimación. Nada que hacer. Había tomado líquido amniótico.
Esa misma mañana bautizaron al niño y Américo fue el padrino. Luego realizaron el gualí; cantaron y bailaron celebrando que un ángel había llegado al cielo.
—Ese día sentí mucha tristeza. Perder un niño da mucha tristeza porque ellos son el futuro, cada niño que se muere es un vacío en el futuro —dice mientras camina de vuelta al salón donde continúan reunidos parteros y parteras—. Por eso es por lo que la minería es tan importante —vuelve a sonreír—, con eso le damos de comer al futuro.

## José Galeano Sobricama-Quibdó, Chocó

—A mi última niña me la dejaron morir en el hospital, por eso los indígenas no confiamos en la medicina occidental. Confiamos en los saberes que nos inculcaron nuestros ancestros y en el poder que la naturaleza nos da para salvar las vidas.

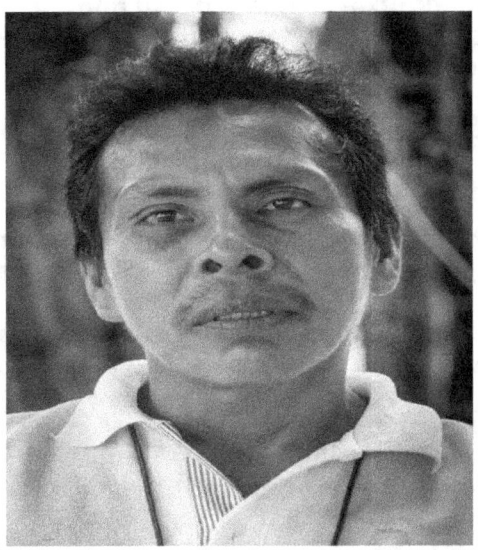

José Galeano Sobricama, indígena Wounán de 46 años, habla con una voz tremendamente reposada. Luego reclina el cuerpo contra una mesa y se queda pensativo mirando el río Tanandó que a esta hora se descuelga turbio.

José nació en el resguardo San Cristóbal a orillas del río San Juan. Recuerda cuando tenía ocho años y le tocó el parto de su hermana. Un olor desagradable impregnó el rancho y no le dejó pegar el ojo esa noche. Y recuerda los gritos de su madre buscándolo en el monte para obligarlo a asistir al nacimiento de uno de sus sobrinos. Esa tarde, con apenas diecisiete años, supo que sería partero.

A los veinticinco asistió al nacimiento de su primer hijo. Su suegra y su madre le explicaron con detalle cada momento del parto. La preparación de brebajes, la mejor posición de la parturienta y el movimiento de las manos para acomodar el bebé:

"Aprenda bien porque el próximo le tocará solo", le dijeron.

Dos años después, en febrero de 1999, se encontraba pescando cuando un vecino lo buscó en el río: su esposa estaba a punto de parir. José soltó la pesca y corrió a la casa. Recogió unas cáscaras de coco tiradas en el patio, las quemó, las pulverizó y preparó un menjurje. La cáscara de coco, explica, tiene oxitocina que sirve para agilizar el parto. Acercó unas ramas de cebolla y unas hojas de toronjil. Se lavó las manos y empezó a masajear el vientre de su esposa; ella, de pie, gritaba.

Al cabo de unos minutos, cuando José contempló a su hijo pataleando entre sus manos, se percató de que no tenía con qué cortar el cordón umbilical. Inmediatamente acomodó el niño al lado de la madre, salió al patio y buscó un trozo de caña de azúcar; la limpió y la amoló afanoso. Volvió a la casa, tomó un pedazo de cabuya, la apretó alrededor del cordón, agarró el cuchillo de caña y cortó cuidadosamente.

Así aprendió el tratamiento del cordón umbilical, dice ahora sentado en un sillón con los pies muy juntos y las manos aferradas a las rodillas.

Para el nacimiento de los dos hijos siguientes, la esposa solo llamó a José para que trajera el cuchillo de caña y la cebolla para bajar la placenta.

—La mujer indígena por su confidencialidad prefiere parir sola, si hay complicaciones está el marido o alguien de la familia. En la comunidad cada familia tiene sus parteros, nosotros venimos con esos saberes desde nuestros ancestros.

Entre los años 2003 y 2015 José recibió a ocho hijos más. En total tuvo trece, de los cuales, según él, tres fallecieron de muerte natural: un niño de un mes murió por desnutrición; un niño de cinco años murió de neumonía y una niña de tres años murió de inanición en el año 2004, el día que la familia salió del resguardo San Cristóbal desplazada por la guerrilla hacia Quibdó.

—También está la niña que me dejaron morir en el hospital —señala. Su cuerpo y su voz permanecen serenos.

Cuando la esposa de José quedó en embarazo de su última hija, vivían en un asentamiento para desplazados en las afueras de Quibdó. Por temor a las consecuencias judiciales en caso de que le sucediera algo al bebé, los controles prenatales los hicieron en el hospital de la ciudad, allí les dijeron que, por la edad de la mujer (45 años), el parto no podían atenderlo en la casa y mucho menos con un partero.

Era septiembre de 2016, José se encontraba en el centro de la ciudad vendiendo collares de chaquira cuando le sonó el celular. A su esposa le habían empezado los dolores y los vecinos la llevaron hasta el hospital.

José cuenta que cuando llegó al centro médico encontró a su mujer sola, retorciéndose de dolor en una silla. Rápidamente buscó al médico de turno, le dijo que él era partero y que su esposa ya no aguantaba, que estaba a punto de parir, pero el médico le contestó que debía esperar. Después de más de una hora se abrieron las puertas de la sala de espera y asomó una enfermera empujando una camilla. José se puso de pie para acompañar a su esposa, pero le impidieron el paso.

Más tarde la enfermera buscó a José para decirle que el parto se había complicado y su hija había nacido muerta. —Normalmente como venía recibiendo a mis hijos bebés en la casa nunca pasó nada —dice el partero—, el problema fue llevarla al hospital.

**Alejandro Rentería_ Atrato Yuto**

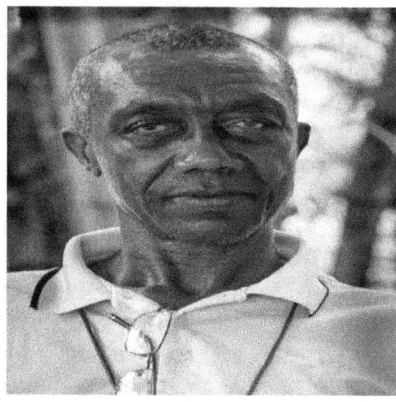

Alejandro Rentería, un campesino alto y desgarbado que dice llevar más de treinta años salvando vidas, pide la palabra. Con la voz inquieta, afirma que la función del partero es prestar las manos para que Dios salve las vidas de la parturienta y del que nace; luego apunta al cielo, pide permiso y sale del salón donde los asistentes al Noveno Encuentro de Partería del Chocó observan el simulacro hecho por una comadrona que lleva más de tres mil partos atendidos.

Se sienta afuera del salón, cruza los pies y extiende sus brazos sobre el espaldar del sillón. Contemplando unas hojas de Santa María que asoman en el patio, cuenta que su madre se la pasó toda la vida recibiendo niños; que él, entre mandado y mandado, fue reconociendo las plantas que ella utilizaba; que su nariz se acostumbró desde muy pequeño a la mezcla de olores fuertes del parto; y que la necesidad lo volvió además de agricultor, partero.
—La necesidad justifica los medios —dice—, imagínese usted con su mujer a punto de parir, viviendo en un pueblo donde no hay médicos, donde el hospital más cercano está a dos o tres horas, usted no va a dejar morir a su familia.

Eran las once de la noche del primero de octubre de 1984 y a Doralba Cuesta, la esposa de Alejandro, le empezaron los dolores. En Yuto, cabecera municipal del municipio de El Atrato, el médico se ausentaba por semanas y los vecinos tenían que acudir a los yerbateros para aliviar sus dolencias. Esa noche tampoco era posible conseguir un transporte hasta Quibdó. Alejandro se sentó en la cama al lado de su esposa, le apretó la mano y le dijo que a su segundo hijo lo traerían sano entre los dos. El parto fue tranquilo. En medio de los gritos de Doralba, las sábanas embadurnadas y los líquidos que mojaban hasta el piso de madera, el campesino recordó las enseñanzas de la matrona. Pensó en las yerbas y los bebedizos para después del parto. Pasaron minutos. Alejandro sintió que su hijo se deslizó hasta sus manos; lo levantó, lo escudriñó de pies a cabeza y lo acomodó suavemente en el pecho de la madre.
—Cuando se atiende el primer parto uno ya tiene nociones porque eso es un saber que se transmite de generación en generación, yo fui aprendiz de mi madre, yo la veía a ella y así me fui preparando. Yo no tengo el concepto, pero tengo la práctica y una técnica empírica que aprendí con los años.
Después de aquella noche empezaron a llamarlo partero. En sus últimos 34 años de vida recibió a tres de sus cuatro hijos, a cuatro de sus seis nietos y a más de cien de los hijos de sus vecinos. Hoy, aunque prefiere estar en su parcela sembrando plátano y banano, ejerce el oficio para servirle a su comunidad.

—Cómo voy a cobrarle a una familia que no tiene ni con qué comer —dice, mientras observa un grupo de parteras indígenas que caminan hacia el río—. Ser partero no es fácil por muchos factores: está la falta de recursos, la responsabilidad que se tiene con la vida y la intimidad de la mujer; a ellas no les gusta que las atienda un hombre.

Hace algunos años llegó a encargarse del parto de una comadre, pero no lo dejaron entrar porque la señora esperaba una matrona. Después de que la familia de la parturienta recorrió todo el pueblo sin encontrar mujer que recibiera el niño, volvieron a tocar la puerta del partero. Alejandro corrió a la casa de la comadre, entró a la habitación y la encontró llorando de dolor. La mujer lo observó con recelo, le advirtió que no la mirara mucho porque le daba pena; Alejandro le contestó que tranquila, ya que el trabajo lo hacen las manos.

—Los hombres ancestralmente fuimos criados para el trabajo en el campo, pero las circunstancias nos volvieron parteros. A mí me gustaría que mis hijos aprendieran, lastimosamente ellos no han querido, pero ya les tocará. Usted sabe, con las dificultades que se vive en el Chocó, cuando tengan la necesidad y yo no esté, aprenderán a partear.

Agradecemos a los parteros entrevistados por compartir sus experiencias y por su arduo trabajo en la partería. El programa de La Red Inter Étnica de Parteras, dirigido por la Enfermera Ledy Manuela Mosquera, se reúne varias veces al año para proveer entrenamiento, invitar a conferencistas y aun hacer video conferencias con profesionales a nivel internacional.

A continuación, exponemos el Currículo de Partería de la Unión Europea que podría proveer un entrenamiento sistematizado y cubrir los temas más importantes en la preparación de las y los parteros del Chocó. El ideal es formar una escuela de Parteras/os donde se provea esta información y gradúe profesionales de la partería.

## 18. CURRICULO DE PARTERIA EN LA UNION EUROPEA

El programa de formación unificado se refleja a continuación, tal como viene reseñado en la Directiva 80/155 Comunidad Económica Europea (C.E.E.) de la Unión Europea.

Presentamos el Currículo modelo de la Unión Europea, con la confianza que las Universidades Colombianas lo acepten o modifiquen para uso en Colombia.

"El programa de formación para la obtención de los diplomas, certificados y otros títulos de matrona conlleva las vertientes siguientes:

### A. Enseñanza teórica y técnica

#### a) Materias de base:

1. Nociones fundamentales de anatomía y fisiología.

2. Nociones fundamentales de patología.

3. Nociones fundamentales de bacteriología, virología y parasitología.

4. Nociones fundamentales de biofísica, bioquímica y radiología.

5. Pediatría centrada en el recién nacido.

6. Higiene, educación sanitaria, prevención de enfermedades y su detección precoz.

7. Nutrición y dietética, centrada en la alimentación de la mujer, el recién nacido y el lactante.

8. Nociones fundamentales de sociología y problemática de la medicina social.

9. Nociones fundamentales de farmacología.

10. Psicología.

11. Pedagogía.

12. Legislación y organización sociosanitaria.

13. Deontología profesional y legislación.

14. Educación sexual y planificación familiar.

15. Protección jurídica de la madre y el niño.


### b) Materias específicas a la profesión de Matrona

1. Anatomía y fisiología.

2. Embriología y desarrollo del feto.

3. Embarazo, parto y postparto.

4. Patología ginecológica y obstetricia.

5. Preparación al trabajo de parto y al papel de padres, sobre todo en los aspectos psicológicos.

6. Preparación al parto relativo al conocimiento y empleo del material de obstetricia.

7. Analgesia, anestesia y reanimación.

8. Fisiología y patología del recién nacido.

9. Cuidados y vigilancia del recién nacido.

10. Factores psicológicos y sociales.

B. Enseñanza práctica y clínica.

Estas enseñanzas son dispensadas bajo la debida supervisión:

1. Consulta práctica y examen prenatal de mujeres embarazadas en un número mínimo de cien casos.

2. Asistencia y cuidados de, al menos, cuarenta parturientas.

3. Realización personal de, al menos, cuarenta partos; cuando este número no pueda ser alcanzado por falta de parturientas, se puede rebajar a treinta, a condición de que el alumno participe activamente en otros veinte partos.

4. Participación activa en los partos de nalgas. En caso de imposibilidad debido a un número insuficiente de este tipo de partos, se deberá hacer una realización por simulación.

5. Práctica de la episiotomía e iniciación a la sutura. La iniciación comprenderá una enseñanza teórica y ejercicios clínicos. La práctica de la sutura comprende la sutura de episiotomías y de los desgarros simples del perineo, que pueden ser realizados por simulación, si es absolutamente indispensable.

6. Supervisión y cuidados a cuarenta mujeres embarazadas expuestas a riesgos durante el parto o en el postparto.

7. Supervisión y cuidados, con examen incluido, de al menos cien nuevas madres y sus recién nacidos sanos.

8. Observación y cuidados de recién nacidos necesitados de cuidados especiales, incluidos los nacidos, tanto antes o después de término, como los de peso inferior a la norma y los recién nacidos con patologías.

9. Cuidados a las mujeres que presentan patologías en ginecología y obstetricia.

10. Iniciación a los cuidados en medicina y en cirugía. La iniciación comprenderá una enseñanza teórica y unos ejercicios clínicos."

Este programa tiene que capacitar a la matrona para el ejercicio de las actividades enumeradas a continuación, y que figuran también en la misma Directiva, en su artículo 4:

"Los Estados miembros aseguran que las matronas están habilitadas, al menos, al acceso a las actividades enumeradas y al ejercicio de éstas:

1. Asegurar una buena información y orientar en materia de planificación familiar.

2. Constatar el embarazo, hacer el seguimiento del embarazo normal, efectuar los exámenes necesarios a la vigilancia de la evolución del embarazo normal.

3. Recetar o aconsejar los exámenes necesarios al diagnóstico lo más precoz posible de cualquier embarazo de riesgo.

4. Establecer un programa de preparación a su nuevo papel para los futuros padres; asegurar la preparación completa al parto y aconsejarles en materia de higiene y alimentación.

5. Asistir a la parturienta durante el desarrollo del trabajo y vigilar el estado del feto "in útero" por los medios clínicos y técnicos apropiados.

6. Llevar a cabo el parto normal cuando se trate de una presentación de vértice, incluyendo si es necesario, la episiotomía, y, en caso de urgencia, realizar el parto por presentación de nalgas.

7. Detectar en la madre o el niño los signos anunciadores de anomalías que necesiten la intervención de un médico, y asistir a este último en caso de intervención; tomar las medidas de

urgencia convenientes en ausencia del médico, entre otras la extracción manual de la placenta, seguida de la eventual revisión uterina manual.

8. Examinar al recién nacido y cuidar de él; tomar todas las iniciativas convenientes en caso de necesidad y llevar a cabo, si es preciso, la reanimación inmediata.

9. Cuidar de la parturienta, vigilar el postparto de la madre y dar todos los consejos útiles permitiendo criar al recién nacido en las mejores condiciones.

10. Practicar los cuidados prescritos por un médico.

11. Establecer los informes escritos necesarios."

## 19. HISTORIA DE LA ENFERMERIA EN EL CHOCO
De las misioneras a la facultad de enfermería de la UTCH

**POR RUBY MERCEDES CARDONA CASTRO, RN**
Enfermera general de la primera promoción egresada de la Universidad Tecnológica del Chocó "Diego Luis Córdoba" – UTCH (1979) y profesionalizada en la Universidad de Antioquia (1983). Especialista en médico quirúrgica con énfasis en cuidado intensivo de la Universidad de Cartagena (1994) y magíster en Ciencias de la Educación de la UTCH (2016). Ex directora del programa de enfermería UTCH. Ex decana de la facultad de ciencias de la salud UTCH.

Podría considerarse que la enfermería en el Chocó, en su versión occidental y moderna, inicia con la llegada al Chocó de las primeras misioneras, cuya labor de evangelización y cuidado constituyó toda una odisea de generosidad y entrega al servicio de los nativos. Inicialmente, por lo agreste del territorio y su riqueza hidrográfica, las religiosas se transportaban por agua, pues no existían carreteras que permitieran su acceso. Partían desde sus lugares de origen hasta llegar a la ciudad de Cartagena en ferrocarril, y de ahí a tierras chocoanas en barco. Sin embargo, el viaje era difícil y en muchas ocasiones contraían enfermedades o infecciones que, en muchos casos causaban el fallecimiento de las religiosas. En ocasiones durante el transcurso del viaje les preguntaban "¿A dónde van hermanas?" y ellas respondían: "¡Vamos al Chocó!". Al responder eso, muchos les decían que no fueran al Chocó porque allá se morían, que allá no había personas, que las personas de allá fallecían muy rápido a causa del paludismo o "gripa negra". Pese a muchos inconvenientes, las religiosas llegaron a la ciudad de Quibdó el 19 de marzo de 1912, el primero en recibir a las monjas fue el padre Nicolás Medrano. El primero de abril de ese mismo año se abrió el llamado Colegio la Presentación, al cual inicialmente asistieron ocho alumnas. Poco tiempo después, de iniciarse las tareas escolares y, debido a un largo tiempo de verano que duró tres meses, se desató una epidemia perniciosa que dejó numerosas víctimas. Como en la región se carecía de hospitales y médicos, la superiora de las religiosas que tenía cierto conocimiento para atender y curar dolencias se puso al servicio de todos los que la necesitaban. Tanto la gente de la población como la de los campos vecinos acudían con plena confianza a consultar a quien llamaban "La Madre Médica". Con la ayuda de la madre María Cecilia, la epidemia no se prolongó más, para mayo la salud de las monjas y la de las niñas se resentía por las incomodidades, pues compartían el espacio de la escuela. En vista de lo anterior, la superiora, sin pérdida de tiempo, realizó las diligencias convenientes para la compra de un terreno y levantar allí una edificación que resultara suficiente para atender las necesidades de las mujeres. Debido a que los ejércitos en lucha se batían en las cercanías de la población y dejaban en los campos múltiples heridos y fallecidos, la madre, en compañía del señor cura y algunos vecinos, corrían a prestar el socorro. El 19 de marzo de 1914, Solemnidad de San José, se bendijo el terreno para la edificación mencionada y el 21 del mismo mes se clavó el primer guayacán de la casa destinada para la atención de los servicios de salud. El 7 de julio de 1915 la madre María Cecilia fue llamada a retiro a la ciudad de Bogotá consumida por las fiebres que venía sufriendo con heroica resistencia desde tiempo atrás. Antes de llegar a Puerto Berrio murió en pleno rio Magdalena, asistida espiritualmente por el prefecto apostólico del Chocó el padre Francisco Gutiérrez quien viajaba en el mismo barco. Su sepelio se llevó a cabo el mismo día de su muerte, el 29 de julio de 1915 en el cementerio de Puerto Berrio. La noticia de esta muerte llenó de pena, no solo a la comunidad de Hermanas de Quibdó, sino a la misma gente del lugar, muchas personas aún las más pobres, vistieron un mes de negro en señal de duelo. Encomendado por el prefecto apostólico del Chocó, padre Francisco Sanz, las hermanas de la presentación en cabeza de la hermana Armandina como superiora, y las hermanas Miguel de Los Santos, Antonia Rosa y Cecilia Teresa, todas con amplios conocimientos en enfermería, dedicaron mucho tiempo al cuidado y al entrenamiento de nuevo personal.

Se desconocen datos sobre la historia de la enfermería profesional en el Chocó en el periodo transcurrido entre 1915 hasta la inauguración del Hospital San Francisco de Asís, en 1935. Con relación a la inauguración del Hospital San Francisco de Asís, se conoce que comenzó a funcionar con 12 camas para hombres, 16 para mujeres, y 1 habitación para dos pensionados. Como primer director del hospital fue nombrado el doctor Alfonso Borda Mendoza, médico cirujano hasta 1958, cuando bajo el gobierno del doctor Miguel Ángel Arcos, médico cirujano militar, la dirección recayó en Vicente F. Galicia Arrué, hermano claretiano. Este hospital fue construido en las inmediaciones de lo que actualmente se conoce como el antiguo Hospital San Francisco de Asís. Más adelante, aparece otro personaje importante, el Dr. Julio Figueroa Villa, médico cirujano nacido en el municipio de Lloró en 1910, calificado como uno de los mejores cirujanos de Colombia, una de sus anécdotas importantes fue haber realizado una cirugía exitosa con cuchillo de mesa para preservar la vida de un paciente. Murió en 1959 siendo director del Hospital San Francisco de Asís y en su memoria se le da su nombre al barrio donde funciona el Hospital. La primera enfermera profesional del departamento del Chocó fue la enfermera Maya Figueroa, quien trabajó también en el Hospital San Francisco de Asís.

## EL PROGRAMA DE ENFERMERÍA DE LA UNIVERSIDAD TECNOLÓGICA DEL CHOCÓ.

En el año de 1975, a partir de un diagnóstico preliminar sobre la estructura y funcionamiento del servicio de salud en el Departamento del Chocó, se llegó a la conclusión de que dichos servicios además de insuficientes resultaban deficientes por los escasos recursos económicos, materiales y humanos, entre estos últimos, los profesionales de enfermería. En aras de contribuir a la solución, la Universidad Tecnológica del Chocó, en concordancia con los objetivos para la cual fue creada, que era preparar el recurso humano que demandara la región para su desarrollo, abrió en ese año el Programa de Enfermería General. Para entonces, la sede de la Universidad Tecnológica del Chocó estaba ubicada en la carrera segunda con calle 25, cerca de la catedral San Francisco de Asís. Inicialmente hubo dificultades relacionadas con la falta de confianza de algunos profesionales de la salud frente a las capacidades de la Universidad para implementar el programa de enfermería, aun así, se dieron los primeros pasos. Inicialmente el programa tuvo una duración de 6 (seis) semestres, posteriormente los estudiantes obtenían el título de Enfermera(o) General. Inicialmente ingresaron 75 estudiantes en horario nocturno, todas mujeres egresadas de diferentes colegios, la mayoría con perfil de maestras. Se nombró directora del programa de Enfermería a la enfermera, egresada de la Universidad de Cartagena, Nohora Arce Quejada, quien laboró durante un año en dicho cargo. Por el compromiso que tenía la Universidad con la comunidad, se hizo el llamado a la enfermera coordinadora del Hospital San Francisco de Asís, la hermana Helena Merizalde Montoya, egresada de la Universidad de Antioquia, quien aceptó la propuesta con la condición de modificar el horario de estudio, de nocturno a diurno. La hermana Merizalde inició su compromiso con responsabilidad y abnegación; sin embargo, por el cambio de horario, algunas estudiantes se vieron en la obligación de retirarse. El rector Jesús Lozano, al notar la deserción estudiantil, hizo una petición a la secretaria de Educación solicitando que las estudiantes que eran maestras fueran ubicadas en el programa de alfabetización, el cual laboraba en horas nocturnas; dicha petición fue aceptada por el secretario de Educación de la época, doctor Horacio Ledezma, docente de la Universidad. Posteriormente, debido a que la infraestructura de los servicios de salud en Quibdó no era suficiente para la realización de las prácticas de los estudiantes, cuya duración era de dos meses, hubo la necesidad de realizar convenios interinstitucionales con la Universidad de Antioquia para el desarrollo de prácticas asistenciales complementarias en hospitales de segundo y tercer nivel en la ciudad de Medellín; algunos de estos fueron el Hospital San Vicente de Paul, el Hospital Mental de Bello y el Hospital Luz Castro de Gutiérrez, hoy conocido como Hospital General, entre otros. El personal docente que laboraba en el programa era en su mayoría del Departamento del Chocó, en lo referente al personal de enfermería muchas pertenecían al Departamento de Antioquia, entre los y las que se destacaban: la hermana Martha Escobar, Aura Regina Betancourt, Limbania Blanco y Andrés Morales, entre otros. Desde 1975 hasta 1979, se contó con la participación de los primeros docentes del programa de enfermería general. Se citan a continuación: Carlos Arturo Caicedo Licona, Licenciado en Biología y Química, Hernando Villanueva, Químico farmacéutico. Ifigenia Perea Chalá, Socióloga, Martha Escobar y Helena Merizalde enfermeras Edelmira Maya Lozano, nutricionista, Nelson Serna Maturana, licenciado. Andrés Morales López, ingeniero, Helbert Valencia Barco, Antropólogo, Jaime Darío Mora, Medico Ginecobstetra y Evelio Valencia, psicopedagogo. Para 1978 culminaron estudios las primeras enfermeras generales, después del cumplimiento de todos los requisitos exigidos por la Universidad, y se graduaron en noviembre de 1979. Posterior al egreso de esta primera promoción, el Instituto Colombiano para el Fomento de la Educación Superior (ICFES) practicó una visita evaluativa en la que se comprueba que el Hospital San Francisco de Asís de Quibdó, principal centro de práctica, no contaba con el equipo necesario para la realización de las prácticas ni con el recurso humano especializado para impartir la docencia, en consecuencia, recomendó la suspensión del Programa de Enfermería hasta tanto desaparecieran las causas que obligaron a la toma de tal decisión (Acuerdo No. 71 de 1979 emanado del ICFES). En 1983, con el impulso que se le dio en Colombia a la Universidad Abierta y a Distancia, la Universidad Tecnológica del Chocó, en convenio con la Universidad del Valle, ofreció el programa complementario de enfermería. En esta modalidad, 20 de las enfermeras generales egresadas de la Universidad Tecnológica del Chocó, realizaron un ciclo más de estudio y el 4 de julio de 1986, obtuvieron el título de enfermeras profesionales. En 1987, se determinó que las causas que obligaron a la suspensión del programa de enfermería habían desaparecido, según lo comprobó la comisión evaluadora del ICFES, solicitada por la Universidad Tecnológica del Chocó. Ya en 1988 fue presentado nuevamente el proyecto del programa de enfermería, sustentado en la necesidad de enfermeras profesionales para el país y para el departamento del Chocó como profesión líder en la promoción de la salud y en la atención de los problemas inherentes a este sector en el ámbito urbano y rural. La Universidad se dio a la tarea de iniciar los estudios que le permitieran abrir el Programa de Enfermería profesional y es así como, a través de la Facultad de Seguridad Social y Salud, se presentó el plan de estudios del programa, el cual fue elaborado por enfermeras del programa, asesorado y revisado por docentes de la Facultad de Enfermería de la Universidad de Antioquia. Los profesionales que posterior a la profesionalización del programa participaron como docentes se citan a continuación: Claudia Romero Arrieta, enfermera, David Emilio Mosquera, ingeniero de sistemas, Eustaquio Olave, psicólogo, Farith Mosquera, enfermera, Francisca Palacios, enfermera, Gonzalo Gonzales Villarraga, patólogo. Honoria Buendía, enfermera, Juan Tulio Córdoba, sociólogo, Lilian Asprilla Gómez, enfermera, Lilian Valoyes, enfermera, Luis Enrique Bejarano, médico Ortopedista, María Zureya Hinestroza Valois, enfermera, Miguel Medina, bioquímico, Mirna Eyda Moreno Blandón, enfermera, Neisy Figueroa Mena, licenciada en Biología y Química Nicolás Emilio Londoño, sociólogo, Pedro Luis Álvarez Mena, pediatra, Ruby Mercedes Cardona Castro, enfermera. Senén Mayoral, licenciado en Idiomas, Zulma Bejarano, bacterióloga. El 7 de enero de 1994 fue aprobada la creación del Programa de Enfermería de la Universidad Tecnológica del Chocó, mediante el Acuerdo 0004 del Consejo Superior e incorporado al sistema interno del ICFES el 27 de marzo de 1996, con el código 111846100732700111100, mismo que conserva en la actualidad. Para el 14 de agosto de 1998 egresa la primera promoción de enfermeras del programa. Las egresadas de las primeras promociones han realizado estudios de especialización y maestría en diferentes áreas como: Materno Infantil, Educación Sexual, Médico—Quirúrgica con énfasis en UCI, Seguridad Social, Administración de Servicios de Salud y han desempeñado cargos administrativos como: Dirección de Dasalud, Secretaría de Salud Municipal, jefe de Promoción y Prevención de salud, Dirección del Programa de Enfermería en la Universidad Tecnológica del Chocó, entre otros. Así mismo, han sido pilares en el sostenimiento de dicho programa y del fortalecimiento en la prestación del servicio de enfermería a nivel rural y comunitario. Desde los inicios del programa de enfermería en la Universidad Tecnológica del Chocó, se ha contado con la valiosa participación de profesionales que, desde la dirección del programa, en diferentes periodos de tiempo, han aportado a su desarrollo y posicionamiento con disciplina, altruismo, liderazgo y compromiso. De la dirección del programa de enfermería general, se exalta la labor de Nora Arce, enfermera egresada de la Universidad de Cartagena, primera directora del programa de enfermería general (1975), quien creyó en el futuro del programa y contribuyó al fortalecimiento de este, con empeño y dedicación, como coterránea y deseosa de aportar al desarrollo de su región. Así mismo, la hermana de la Presentación Helena Merizalde, enfermera antioqueña, egresada en la primera promoción de enfermeras de la Universidad de Antioquia, quien llegó al departamento del Chocó como coordinadora de las Hermanas de la Presentación en el Hospital San Francisco de Asís. Se desempeñó académicamente y con espíritu de liderazgo buscando siempre el reconocimiento y la excelencia de sus alumnos, porque ella veía que era una región que requería ese recurso. En el proceso de fortalecimiento de la enfermería en el Chocó, se tuvo la participación de algunas enfermeras egresadas de Universidades del interior del país, pero nacidas en el Chocó, y que prestaron sus servicios en beneficio de la salud de la población Chocoana, entre las que se mencionan: Amalia Figueroa de Posso, Universidad Nacional (primera enfermera chocoana), Nora Arce Quejada, Universidad de Cartagena. Rosario Lozano Peña, Cruz Roja, Concepción Martínez Velásquez, Universidad de Antioquia. Rosana Conto Machado, Universidad Nacional, Daysi Mosquera Moreno, Universidad del Rosario, Cruz Roja, Ruby Mosquera Mosquera, Cruz Roja, Beatriz Murillo Perea, Universidad Nacional de Colombia, Ana Yaney Lozano Bermúdez, Universidad Nacional, Gloria Londoño Gonzáles, Universidad de Antioquia, Consuelo Lozano Murillo, Universidad de Córdoba, Francisca Palacios, Universidad Nacional, Corina Klinger Braham, Universidad de Córdoba.

## EL PROGRAMA DE ENFERMERÍA DE LA UNIVERSIDAD TECNOLÓGICA DEL CHOCÓ EN LA ACTUALIDAD.

Actualmente el programa de enfermería funciona en las instalaciones de la ciudadela universitaria, ubicada en el barrio Nicolás Medrano. Cuenta con una planta de personal de 33 docentes, de los cuales se tienen 7 de tiempo completo y 3 de medio tiempo, los restantes son catedráticos. La estadística institucional, reporta 860 egresados en el programa de enfermería hasta el año 2021. Una contribución enorme a la salud del departamento.

### Proyección de la enfermería en el Chocó

La visión de la facultad de Ciencias de la Salud de la Universidad Tecnológica de Chocó "Diego Luis Córdoba", donde se encuentra inmerso el programa de enfermería, es: "ser reconocida a 2020 como un centro académico formador de líderes para la salud, capaces de reflexionar y actuar sobre las realidades regionales del andén pacífico y nacional que le facilite al profesional, intervenir en los procesos de atención en salud con un enfoque socio humanístico, político y científico, aplicando y aprovechando los avances de la ciencia y la tecnología". (Visión Institucional, UTCH)

La enfermería ha pasado por diferentes momentos históricos, que le han dejado huellas que han perdurado hasta nuestros días, algunas para bien como el sentido humanista que caracteriza su ejercicio hasta el tener un lugar secundario en el acto de la salud según la opinión de un gran porcentaje de la población. La cultura existente en el mundo de la enfermería dificulta el cambio en determinados aspectos. Los recursos disponibles, el entorno laboral, el estilo de gestión, de dirección predominante y las oportunidades educativas, juegan papeles de igual importancia a la hora de determinar el éxito de la enfermería como agente de cambio. En los últimos años, una serie de factores han convergido para desarrollar los entornos de trabajo del personal de enfermería. Los rápidos avances en la ciencia biomédica, la prevención de enfermedades y mejor gestión en la integración de las nuevas tecnologías en la atención clínica, y los cambios en la atención a una amplia gama de sitios clínicos han contribuido a crear la necesidad de mejorar la educación de este grupo de trabajadores de la salud. Los profesionales de la enfermería, tomando en cuenta su trayectoria histórica como disciplina humanista defensora de los derechos del paciente, deben reflexionar y actuar en como profundizar y ampliar conocimientos propios para que le apoyen en el logro de su máximo objetivo: ayudar a que cada ser humano, esté capacitado para adquirir, interpelar y utilizar información sobre los servicios de salud, las enfermedades y la promoción de su propia salud, la de su familia y la de su entorno. El desarrollo de la enfermería requiere estrategias que la lleven hacia: el fortalecimiento del liderazgo, el uso inteligente de la gestión en diversos niveles, en mejorar en calidad y equidad de la práctica, creando o adaptando modelos de atención y en planificar la formación de recursos humanos de acuerdo con las necesidades de la población y a los modelos educativos que privilegien el aprendizaje más que la enseñanza. (Nájera, 2010) El futuro de la enfermería en el Chocó es promovido por el trabajo de adaptación a las demandas en salud de la región. Visionar la enfermería en el Chocó significa inicialmente, observar desde una mirada crítica la realidad social, los diferentes retos y articular al conocimiento establecido, la práctica basada en la evidencia, la ciencia, la humanidad, la reflexión, la ética y los componentes étnicos y culturales de la población chocoana. Así mismo, innovar en la formación, investigación, y práctica en enfermería, contribuirá a la especificidad de la profesión, con relación a otras del ámbito de la salud, lo que conlleva a poseer un método propio.

**CONSIDERACIONES FINALES**

Comprender la evolución histórica de la enfermería en el departamento del Chocó facilita la comprensión de su realidad actual. Se confirma así mismo que, aunque la enfermería a nivel mundial es una profesión antigua, en la región chocoana continúa siendo una profesión joven con retos para consolidarse. En el departamento del Chocó la enfermería es una profesión que reviste importancia para el desarrollo, por lo que se requiere seguir trabajando en la búsqueda de herramientas para seguir evolucionando y afrontar los nuevos desafíos en salud resultantes de los cambios constantes en la dinámica social. Sin embargo, con las condiciones actuales del sistema de salud colombiano y las difíciles condiciones que padecen algunas comunidades chocoanas, se hace cada vez más complejo conservar los valores humanísticos propios de la labor del profesional de enfermería, labor que parece invisibilizarse; es allí donde el reto para el profesional de Enfermería en el Chocó es prolongar y conservar las cualidades de comunicarse asertivamente, ofrecer servicios con dignidad profesional, idoneidad y, ante todo, calidez y humanización.

En la actualidad, son relativamente pocos los profesionales de enfermería que aplican la investigación como fundamento de su práctica, sin embargo, en el Chocó, el profesional de enfermería debe enfocar sus esfuerzos investigativos, especialmente hacia la solución de las problemáticas sociales que afectan a la comunidad Chocoana (educación, salud, conservación del medio ambiente, convivencia ciudadana, nutrición, entre otros), participando activamente en la creación y ejecución de políticas públicas en beneficio de las comunidades, teniendo en cuenta sus necesidades reales y potenciales, contribuyendo a la transformación y actualización del conocimiento en la disciplina, enfocando sus esfuerzos también, en el desarrollo de modelos de atención en salud pertinentes con las características culturales y étnicas de la región.

Se requiere continuar fortaleciendo el rol del profesional de enfermería en el área de investigación, pues desde esta área se contribuye a la generación de nuevo conocimiento, brindar cuidados de salud con calidad y basados en la evidencia y, sobre todo, evitar la rutina en la prestación de la atención que ocasiona fallas con consecuencias irreparables y dolorosas.

El profesional de enfermería tiene el compromiso de asumir su rol desde una perspectiva transformadora, crítica y, al mismo tiempo, propositiva. La intervención profesional debe ser enfocada primordialmente a diseñar estrategias específicas para la vigilancia epidemiológica, que facilite la intervención y solución de problemas de salud específicos a través de una metodología participativa que redunde en el bienestar de las comunidades y el mejoramiento de su calidad de vida.

**REFERENCIAS**

1. Cardona Ruby, la enfermería en el departamento del Chocó, historia y acontecimientos notables. Universidad tecnológica del Chocó Diego Luis Córdoba. Facultad de ciencias de la salud. 2018

2. Asociación de Cabildos Indígenas Wounaan, Embera, Dovida, Katío, Chamí y Tule del departamento del Chocó – OREWA. (2011) Mandato

del IX Congreso Indígena del Departamento del Choco. Quibdó 30 junio del 2011. Disponible en: orewa.org/index.php

3. Conferencia Internacional sobre atención Primaria de salud. Alma Ata. Tendencias de la investigación en enfermería. En: Repertorio de Medicina y cirugía. V. 18. N. 2. Disponible en : http://repertorio.fucsalud.edu.co/repertorio/pdf/vol18-02-2009/90-96.pdf

4. Interculturalidad y Salud: Recursos adecuados para la población indígena o propuestas orientadas a opacar la desigualdad social. México: Centro de Investigaciones y Estudios Superiores en Antropología Social, www.ops.org.bo/.../119.%20Interculturalidad%20y%20salud.pdf

5. Asesoría Antropológica en Medicina Tradicional. Centro Cultural Jorge Eliecer Gaitán: Bogotá. Una visión de Salud intercultural de los pueblos Indígenas de América. Componente Comunitario de la Estrategia de Atención Integrada a las enfermedades prevalentes de la Infancia (AIEPI).Washington, 2008.

6. Universidad Tecnológica del Chocó. (2008). Proyecto Educativo Institucional - PEI. Disponible en: http://portal.utch.edu.co/es/acad%C3%A9mico/proyectoeducativo-institucional/675-pei-vicerrectoria-acadmica.html Universidad Tecnológica del Chocó. (2013). Proyecto Educativo del Programa de Enfermería de la Facultad de Ciencias de la Salud.

## 20. MEDICOS DEL CHOCO

El Departamento del Chocó tiene en la actualidad **75 médicos** para una población un poco mayor de medio millón de habitantes, esto indica que hay solo un médico por cada 5,000 habitantes.

La carencia de recursos de todo orden hace poco atractiva la práctica de la profesión en este Departamento. En Colombia existen medio centenar de Facultades de Medicina, pero no hay ninguna en el Chocó.

A continuación, se presentan las biografías de Médicos Chocoanos y de Médicos que han dedicado su práctica en el Departamento del Choco.

**LOS APOSTOLES DEL CHOCO (APARTES).**
    Por Américo Murillo Londoño (II Parte)

**DR. JUAN BAUTISTA LUNA GARRIDO**

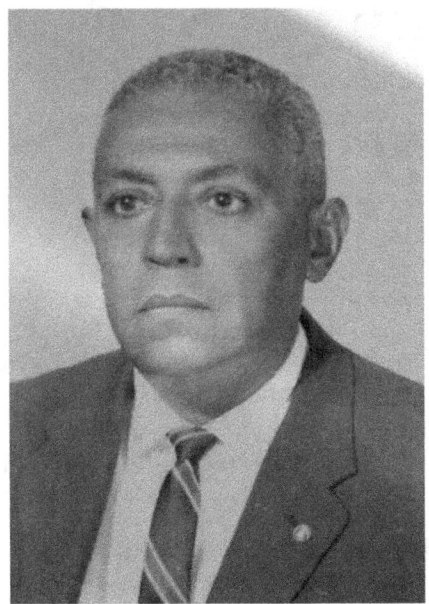

El Dr. Juan Bautista Luna Garrido nació en Lloró en 1908, hijo de Juan Isidro Toribio Luna Mosquera y Nieves Garrido.

El Dr. Luna, hizo sus estudios de primaria en su pueblo natal, una parte de su bachillerato la hizo en el Colegio Carrasquilla en Quibdó y la otra parte en Medellín, en el Liceo Antioqueño en donde obtuvo el grado de Bachiller.

Juan B. Luna estudió Medicina en la Universidad de Antioquia, con una beca otorgada por la Intendencia del Chocó para iniciar sus estudios en 1935; pero por cuestiones políticas en 1938 le removieron la beca, razón por la cual tuvo que interrumpir su carrera y regresar a Quibdó donde permanece algún tiempo. Posteriormente en 1940 regresa y culmina sus estudios en 1941. Gracias al apoyo económico de su hermano medio Juan Francisco Luna Caicedo, quien se desempeñaba como Pagador y Jefe Administrativo en la sede de la Compañía Minera Chocó Pacífico, en el Corregimiento de la Vuelta (Lloró) sitio donde estaba instalada la hidroeléctrica que suministraba la energía a las dragas de la compañía y poblaciones del Río San Juan.

Juan B. Luna Garrido inicia su vida profesional como médico rural en el Carmen de Atrato, hasta 1947, posteriormente se vincula al Ministerio de Obras Públicas (Zona de carreteras) como médico en una especie de hospital, ubicado en el Campamento de la Equis para prestarle servicios de salud a los trabajadores de la construcción de la carretera Medellín-Quibdó. Más adelante se traslada a Quibdó como médico del Hospital San Francisco de Asís y después lo nombran como Subdirector del mismo en 1956. Ya para el año de 1959 pasó a ser el Director de dicho hospital en remplazo del Dr. Julio Figueroa Villa, una vez éste fallece.

El Dr. Luna, también fue Secretario de Salud Departamental, Diputado a la Asamblea del Chocó y como tal fue el ponente de la ordenanza que erigió en Municipio, al Corregimiento de Lloró. Su consultorio como médico particular funcionó durante muchos años, en el Edificio Ocho pisos, donde atendió con mucha dedicación a sus pacientes que mayoritariamente eran gente humilde y del campo, a quienes a veces no les cobraba la consulta y hasta los medicamentos se los regalaba.

Juan B. Luna Garrido contrajo matrimonio con Cecilia Rivillas Cardona de cuya unión nacieron Héctor Hernando, Francisco de

Asís, Federico Álvaro, Miguel Ángel, Juan Bautista, Cecilia, Margarita, Gloria y Jesús Antonio. Además de los anteriores fue el padre de Aura Luna Mosquera. El Dr. Juan B. Luna Garrido, falleció en Quibdó el 15 de julio del año 2.000.

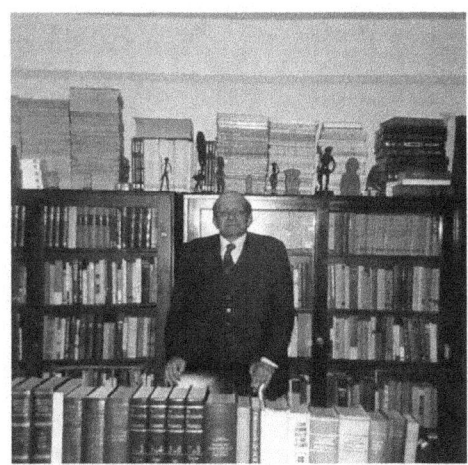

**TUFIK MELUK ALUMA**

El Dr. Meluk Aluma nació en Quibdó el 23 de noviembre de 1920, de la unión matrimonial de Félix Meluk Abuchar y Adriana Aluma Baldrich. Su padre Tufit Meluk Abuchar era sirio-libanés, exitoso comerciante, quien fundó el Ingenio azucarero de Sautatá. Sus estudios primarios los cursó en el Colegio de la Presentación y en la Escuela Anexa al Colegio Carrasquilla; de la secundaria cursó un año en el Colegio Carrasquilla en Quibdó y los demás en Bogotá, en el Colegio San Bartolomé donde obtuvo el Grado de Bachiller en 1940. Vale anotar que por su excelencia como estudiante recibió medallas; tanto en la Anexa como en el Colegio Carrasquilla, al igual que en el Colegio San Bartolomé de Bogotá. Estudió Medicina en la Universidad Nacional culminando sus estudios en 1946, e inmediatamente se trasladó a Quibdó, para prestar sus servicios en el Hospital San Francisco de Asís, donde con Julio Figueroa Villa, conforman la dupla encargada de resolver las cirugías más complejas que se presentaban en un medio en el que no existían las posibilidades de hacer remisiones a Medellín, ni se contaba con las ayudas diagnósticas de ahora.

El Dr. Meluk trabajó en Quibdó también como Médico Jefe de la Caja de Previsión de Quibdó, y fue médico de la Caja Nacional y del Ejército. En 1950 regresa a Bogotá con el propósito de graduarse como médico y en efecto lo hace con su tesis "Patologías del Chocó".

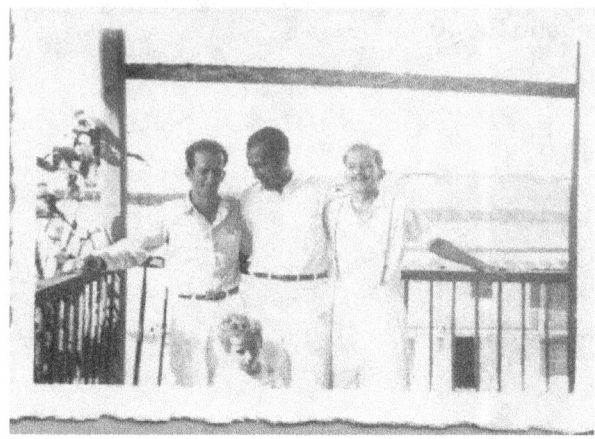

Tufik con sus hermanos, él es el de la izquierda al centro Gabriel Meluk y el de la derecha es Amin. El niño es Félix, hijo de Gabriel, padre del periodista deportivo de el Periódico El Tiempo Gabriel Meluk.

En la capital el Dr. Meluk se vincula al Hospital Neuro Psiquiátrico de Sibaté, como médico Jefe del Servicio Psiquiátrico; también trabajó en el Instituto del Sistema Nervioso (Clínica Montserrat) fue miembro de la Liga de Higiene Mental de Colombia, filial de la Liga Mundial de Higiene.

Para aquella época no existía la especialización de Psiquiatría; sino que se estilaba dictar seminarios por especialistas en la materia, tales como José Francisco Socarrás y con una posterior acreditación, se les permitía a los médicos participantes de los seminarios, ejercer como psiquiatras, como fue el caso del Dr. Meluk.

El nombre del Dr. Meluk, está asociado con la historia del Psicoanálisis en Colombia, cuando en compañía de un grupo de intelectuales, leían las obras de Freud poco después de su publicación. En 1957 el Dr. Meluk formó parte del grupo de Estudios Psicoanalíticos de Colombia, y cuando se consolidó ese proceso en 1961, se convierte en uno de los miembros fundadores de la Sociedad Colombiana de Psicoanálisis.

El Dr. Meluk fue profesor e instructor de Psiquiatría de la Facultad de Medicina de la Pontificia Universidad Javeriana, como también profesor de Psicología Criminal de la Universidad Libre.

La Biblioteca de la Sociedad Colombiana de Psicoanálisis, en reconocimiento a su labor científica lleva el nombre de "Tufik Meluk Aluma" y es la primera biblioteca especializada en Psicoanálisis en Colombia. Actualmente cuenta con 2,734 libros y diez colecciones especiales, donados por eminentes analistas; también cuenta con una hemeroteca compuesta por 3,386 ejemplares de revistas científicas del ámbito internacional.

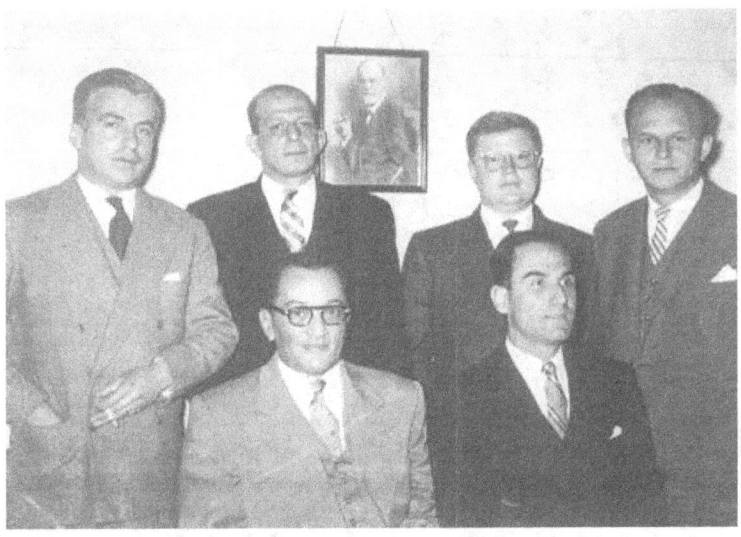

De izquierda a derecha Alfonso Martínez Rueda, Tufik Meluk Aluma y Hernán Saavedra Bayer, sentados en el mismo orden José Francisco Socarras y Arturo Lizarazo Bohórquez, miembros de la Sociedad Colombiana de Psicoanálisis

El Dr. Meluk publicó innumerables artículos en la prensa y revistas nacionales e internacionales, sobre psicoanálisis, actividad a la cual se dedicó en los últimos 35 años de su vida. Sus trabajos de investigación científica, algunos fueron publicados en los Estados Unidos, Brasil y en América Latina; en su residencia tenía una biblioteca con toda clase de libros relacionados con la psiquiatría y el psicoanálisis, que a su fallecimiento fue donada por sus herederos, a la Biblioteca de la Sociedad Colombiana de Psicoanálisis y a la Biblioteca Luis Ángel Arango en Bogotá.

Fue amante apasionado de la música del Chocó y contaba con cientos de casetes de Chirimía, interpretada por Antero, Agualimpia y Neptolio Córdoba, con el acompañamiento del Grupo de Danzas y Cantos Folklóricos del Chocó de la Universidad Nacional, que grababa en su residencia. Contrajo matrimonio con María Helena Segura, de cuya unión nacieron dos hijos, Tufik y Axel.

## DR. LUIS FELIPE DÍAZ PAZ

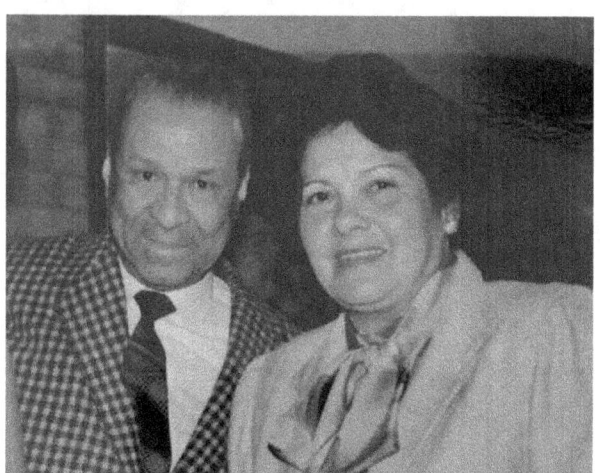

**LUIS FELIPE DÍAZ PAZ Y SRA LUISA MERCEDES ANDRADE ASTIÉ**

Más conocido como el Dr. Pipí por aquello de Felipe. Nació en Quibdó un 8 de mayo de 1920, de la unión matrimonial conformada por Desiderio Díaz Perea y Mercedes Paz Domínguez, pero quedó huérfano de padre a la edad de 5 años, lo que no fue óbice para salir adelante en sus estudios por el apoyo irrestricto brindado por sus familiares especialmente por la línea paterna.

Luis Felipe estudió la primaria en la Escuela Anexa al Colegio Carrasquilla y la secundaria en el Liceo Antioqueño en Medellín donde obtuvo el Grado de Bachiller en 1940; posteriormente se trasladó a la Ciudad de Bogotá e ingresa a la Facultad de Medicina de la Universidad Nacional en 1941. Obtuvo el título de Médico

Cirujano en 1947, al igual que su paisano Luis Eduardo Valencia Rodríguez, conocido como el Dr. "Lucho Valencia".

Para aquellas calendas en el Chocó hacían estragos endemias como el Pian, la Malaria, enfermedades venéreas y la Tuberculosis, patologías de las cuales se ocupó en unos artículos publicados el año pasado, en el Periódico El Manduco. Las circunstancias del momento motivaron al Dr. Díaz Paz para adelantar cursos de especialización en Neumología y Radiología, en el Hospital Antituberculoso de Santa Clara en Bogotá y culminada esa capacitación regresa al Chocó para poner en práctica sus conocimientos.

Ya en Quibdó el Dr. Luis Felipe se vincula al Hospital San Francisco de Asís como Médico Director del Dispensario Antituberculoso, cargo en el que permaneció durante 20 años. Vale precisar que el Hospital quedaba donde hoy funcionan los Colegios Armando Luna Roa y el Manuel Santa Coloma; el dispensario estaba ubicado en la parte posterior del hospital, y recuerda como si fuera hoy, que todos los que estaban en la escuela y los de los colegios también (hombres y mujeres) tenían que madrugar a principio de año, al dispensario a practicar el examen de pulmones, puesto que era requisito indispensable para poder matricularse, presentar la placa de tórax que acreditara que uno no padecía de tuberculosis.

El Dr. Díaz Paz además del cargo antes citado, fue médico jefe de Cajanal Seccional Chocó.

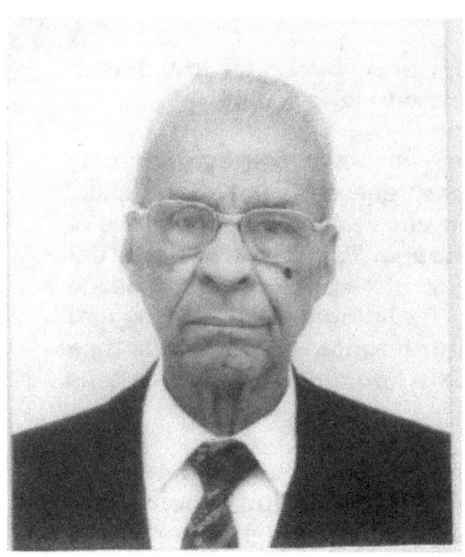

El Dr. Luis Felipe Díaz Paz en su edad adulta.

El Dr. Díaz Paz atendió a la comunidad como médico y radiólogo en su consultorio particular durante más de 23 años, fue Concejal de Quibdó durante 10 períodos consecutivos, Gobernador del Chocó en 1951 y 1952, época en que gestionó la construcción de un segundo dispensario antituberculoso en el Corregimiento del Siete, Municipio del Carmen de Atrato; fue Representante a la Cámara, entre 1968 y 1970. Posteriormente fijó su residencia en Bogotá, donde trabajó como Médico del Seguro Social.

Contrajo matrimonio con Luisa Mercedes Andrade Astié, más conocida como "Uchó", de cuya unión nacieron: Paz Mercedes, María Eugenia, Desiderio Ernesto, Luis Antonio, Josefina Isabel, Carmenza y Luis Felipe, quienes residen en el interior del país y Mercedes, Jesús y Estela que residen en Quibdó.

El Dr. Díaz Paz falleció en Bogotá el 23 de julio de 2008.
Q.E.P.D.

De la misma época de los galenos antes citados, fue el Dr. Ariel Rodríguez Astié, que no ejerció la profesión en su tierra, pero fue el médico de los Chocoanos residentes en Bogotá, sin ninguna distinción. Prestó sus servicios en el Instituto Colombiano del Seguro Social.

## "GRANDES DEL CHOCO" (APARTES) por Padre Efraín Gaitán Orjuela (QEPD)

El Sacerdote Efraín Gaitán Orjuela (QEPD) autor del libro "Grandes del Chocó: desde Colón hasta hoy." Publicado en Medellín, Ed. Alas Libres en 1995 y tiene dos tomos. Esta referencia fue enviada por el Profesor Gonzalo Diaz Cañadas, Miembro de la Academia de Historia del Chocó y Director del Archivo Fotográfico y Fílmico del Departamento, quien autorizó la publicación de estos datos. Hacemos una reseña de cada uno de los médicos cuya biografía está incluida en el libro del Sacerdote Gaitán Orjuela, 1995.

**MEDICOS DEL CHOCÓ**

ABADIA FIGUEROA, AMERICO

ANGEL ARCOS, MIGUEL

ANGULO GONZALEZ, RUBEN DARIO

ARCE BARRIOS, RUBEN DARIO, DDS

ASPRILLA LOZANO, JOSUE LUIS

BARBOZA AVENDAÑO, LASCARIO

CASTRO TORRIJOS, NESTOR (1919-1986)

CONDE BALDRICH, GUIDO, DDS

CORREA BALDOSEA, MIGUEL ANGEL

CHAMAT MURILLO, FRANKLIN

CURI VERGARA, NICOLAS FRANCISCO

DE LEON TORRES, LEONEL

DIAZ HERNANDEZ, LUIS FELIPE

DIAZ GARCIA, MARIO ELIECER

DUEÑAS ALUMA, JESUS ANTONIO

FIGUEROA MELUK, ALFONSO

GOMEZ RODRIGUEZ, JESUS ANTONIO

GONZALEZ COUTTIN, HELIODORO

HOYOS URRUTIA, HAROLD EDER

MOSQUERA LARA, ZACARIAS

MOSQUERA LOPEZ, OSCAR ALBERTO

MOSQUERA MONTOYA, MILTON

MOSQUERA PEREA, JESUS ALBERTO

PALACIOS MARTINEZ, CESAR AUGUSTO

PALACIOS MOSQUERA, MAGNOLIO (QEPD)

PRENS QUESADA, ONNY

RENTERIA CORDOBA, HEANDEL (QEPD)

RODRIGUEZ ASTIE, ARIEL

RODRIGUEZ QUIROZ, HELIODORO

ROLDAN VALENCIA, ISMAEL EUCLIDES

RUIZ ISAZA, JOSE MARIA

SALAMANDRA MARTINEZ, NICOLAS ENRIQUE

SALAMANDRA PACHECO, NICOLAS ENRIQUE

SALAZAR LOZANO, MARIO ALIRIO

**SANTACOLOMA, RUBEN**

**SARRIA MISAS, ANTONIO**

TORRES RUMIER, ALFONSO

TUNON GOMEZ, JOSE SIMON

VARELA LOPEZ, BENJAMIN

VASQUEZ LUNA, ROBUSTIANO

## DR. AMERICO ABADIA FIGUEROA

El Dr. Américo Abadía Figueroa nació en el corregimiento de Palo Blanco, en el Municipio de Alto Baudó, Chocó el 18 de septiembre de 1944 en el hogar de Américo Abadía Asprilla y Cruz Figueroa de Abadía. Creció
en Buenaventura donde hizo la primaria y bachillerato en el colegio Pascual de Andagoya. Se graduó del Liceo de la Universidad del Cauca, en Popayán. Gran aficionado al deporte de balón pie y representó al Chocó en torneos nacionales. En 1964 ingresó a la Universidad del Cauca, y se graduó como Médico Cirujano en 1971. (Gaitán, 1995).

El Dr. Abadía Figueroa hizo su medicatura rural en Tadó y fue médico de planta del Hospital San José de Condoto en 1972. El siguiente año fue médico de la Compañía Minera Chocó Pacífico e ingresó a hacer el postgrado en Cirugía General en la Universidad de Antioquia. Entre 1976 y 1981 fue Cirujano de Planta del Hospital San Francisco de Asís en Quibdó y Jefe de Servicio Seccional de Salud del Chocó. Por los siguientes 12 años, fue el Jefe del Departamento de Cirugía General en la Clínica León XIII del ISS Seccional de Antioquia. Actualmente reside en Medellín, y continúa trabajando en la ISS de Antioquia y en su práctica privada en la Clínica Conquistadores. (Gaitán, 1995).

## DR. MIGUEL ANGEL ARCOS

El Dr. Miguel Angel Arcos nació en Quibdó, el 15 de octubre de 1918, y fueron sus padres Miguel Angel Ferrer y Angela Arcos. Obtuvo su grado de Médico Cirujano en la Universidad Nacional de Bogotá y luego se especializó en Cirugía Plástica y Ortopedia en la Universidad Naval de San Diego, California, EEUU.

Hizo su maestría de Administración Hospitalaria en el Hospital de Washington. Ocupó varias posiciones como médico en hospitales de Quibdó e Istmina, Jefe de Sanidad de la Base Naval en Barranquilla, Jefe de Servicios de Cirugía Plástica en la Clínica San Pedro Claver de Bogotá y Gobernador del Chocó entre 1958 y 1959. Entre otros proyectos, construyó el Hospital San Francisco de Asís y la Cruz Roja. Hizo los puestos de Salud en Bahía Solano y Nuqui, inició el aeropuerto y carreteras en Istmina y Tadó. Contrajo nupcias con Nubia Castro Torrijos y tuvo cinco hijos. Actualmente vive en Bogotá. (Gaitán, 1995).

### DR. RUBEN DARIO ANGULO GONZALEZ

El Dr. Rubén Darío Angulo González nació en Nuqui, el 16 de octubre de 1946. Obtuvo grados en Biología y Química en la Universidad Libre, y Médico Cirujano en la Universidad del Cauca. También se desempeñó como subteniente
del Ejército y operador de radio. Fue médico del Hospital de Bahía Solano y Director del Hospital de Buenaventura. Es autor del libro "Quince días en la vida de un médico rural." (Gaitán, 1995).

### DR. RUBEN DARIO ARCE BARRIOS

El Dr. Rubén Darío Arce Barrios, natural de Quibdó, nació el 25 de enero de 1925, en el hogar de Daniel Arce Vivas y Barbara Barrios. Contrajo nupcias con Sofía Palacios y de esta unión tiene 5 hijos. Se graduó de la Universidad de
Cartagena como Odontólogo y luego obtuvo su post grado en Dibujo y Escultura Dental. Durante su carrera, fue Concejal de Quibdó y Carmen del Atrato. Actualmente reside en Quibdó. (Gaitán, 1995).

### DR. JOSE LUIS ASPRILLA LOZANO

El Dr. José Luis Asprilla Lozano nació en Condoto el 9 de Octubre de 1953. Se graduó de Médico Cirujano en la Universidad de Antioquia, donde se especializó en Administración de Servicios de Salud. Luego de prestar sus servicios de medicina en el Cauca, volvió al Chocó en 1987 donde se desempeñó como Director del Hospital San Francisco de Asís y posteriormente como Jefe del Servicio Seccional de Salud del Chocó. Vive actualmente en Quibdó. (Gaitán, 1995).

## DR. LASCARIO BARBOSA AVENDANO

El Dr. Lascario Barbosa Avendaño, nacido en Calamar, Bolívar, el 2 de junio de 1926 en el hogar de Olegario Barbosa y Mercedes Avendaño. Se graduó como médico cirujano en 1946 y se desempeñó en Chocó por 20 años como Jefe de Salud en Acandí, Lloró y Quibdó. Fue profesor de Anatomía, Especialista en enfermedades tropicales. Murió en Cartagena a la edad de 46 años. El Hospital de Acandí lleva su nombre en honor al Dr. Barbosa quien fue su gran benefactor. (Gaitán, 1995).

**Monterrosa Castro, A: Los Ultimos Anatomistas del Caribe Colombiano**
https://m.eluniversal.com.co/blogs/grupo-de-investigacion-salud-de-la-mujer/el-ultimo-anatomista-del-caribe-colombiano, 2016.

## DR. NESTOR CASTRO TORRIJOS

El Dr. Nestor Castro Torrijos nacido en Quibdó el 18 de junio de 1918. Estudió Medicina en la Universidad de Antioquia y se especializó en Neurología y Neurocirugía. Vivió en Antioquia toda su vida, y trabajo para el Instituto de Seguro Social, Hospital Mental de Antioquia, Caja Nacional de Previsión y otras empresas públicas de Medellín. Fue escritor, poeta, músico y loco como dijo uno de sus pacientes. Sus poemas son famosos, entre ellos "La Ensarta de diez pescados", "El Curandero" y muchos más. Fue el treceavo hijo en su familia y tuvo cuatro hijos durante su matrimonio con Esperanza González. (Gaitán,1995).

## DR. GUIDO CONDE BALDRICH, DDS

El Dr. Guido Conde Baldrich vivió la mayor parte de su vida en Istmina, Riosucio y Quibdó, Chocó, aunque es originario de Buenaventura, Valle. Nació el 22 de septiembre de 1934 y ha ofrecido sus servicios como Odontólogo, político conservador y educador. Hijo de Cicerón Conde y Emma Baldrich, hizo sus estudios escolares en Chocó, y se graduó de Odontología en la Universidad de Cartagena en 1960. Hizo su postgrado en Hipnología, Odontopediatría, prótesis removibles y Cirugía Máxilo Facial. Actualmente vive en Carmen del Atrato, Chocó donde ejerce y fue presidente de la Junta directiva del Hospital San Roque. (Gaitán, 1995).

### DR. MIGUEL ANGEL CORREA BALDOSEA

El Dr. Miguel Angel Correa Baldosea oriundo de Bagadó, Chocó el 17 de diciembre de 1933. Nacido en el hogar de Justiniano Correa y Juana Baldosea. Estudió en la Universidad Nacional de Bogotá, y luego se transladó a la Universidad de Antioquia. Debido a dificultades financieras no terminó la carrera de medicina. Hacia 1954, empezó a trabajar en el Banco de la República en Quibdó. De allí fue trasladado a Bogotá, donde estudio Economía y obtuvo una beca para hacer un post grado en Desarrollo Económico en Nápoles, Italia. Hacia los años 70 fue profesor de la Universidad Jorge Tadeo Lozano y Jefe de Planeación del Chocó. Contrajo matrimonio con Helena Guzmán, y tiene tres hijos. Fue Gobernador del Chocó durante el Gobierno de Julio Cesar Turbay, en los años 80. Reside en Bogotá. (Gaitán, 1995).

### DR. FRANKLIN CHAMAT MURILLO

El Dr. Franklin Chamat Murillo natural de Tadó, Chocó el 2 de mayo de 1935. Sus padres Oscar Chamat y Gertrudis Murillo junto con sus 14 hermanos y hermanas formaron su familia. Se graduó de Médico de la Universidad de Popayán en 1965. Se especializó en Pediatría y Gerencia de Personal. En 1970 fue director del Hospital Eduardo Santos en Istmina, y luego del Hospital San Francisco de Asís en Quibdó. Casado con Emperatriz Garcés, es padre de nueve hijos. **(Gaitán, 1995).**

## DR. NICOLAS FRANCISCO CURI VERGARA.

El Dr. Nicolás Francisco Curí Vergara nació en Tadó, Chocó el 4 de junio de 1935 en el hogar de Miguel Curí y Manuela Vergara. Su familia se trasladó a Cartagena, donde hizo el Servicio Militar y se graduó de Medicina en la Universidad de Cartagena. Allí fundó la Clínica Blas de Leso y fue elegido Concejal por un período de 18 años. Ocupó varios puestos, incluyendo Alcalde de Cartagena en 1994. Actualmente reside en Cartagena. (Gaitán, 1995).

## DR. LEONEL DE LEON TORRES

Médico Cirujano, nacido en Cartagena el 29 de mayo de 1932. Hijo de Fernando De León y María Torres, contrajo matrimonio con Carmen Escalante y tuvo cinco hijos. Hizo sus estudios de medicina en la Universidad de Cartagena y su especialización en Pediatría y Cáncer. Se trasladó al Chocó, en
donde se desempeñó en diferentes puestos como la Caja de Previsión del Chocó, el Bienestar Familiar y como Jefe de Saneamiento Ambiental. Su residencia actual es en Quibdó, Chocó. **(Gaitán, 1995).**

## DR. LUIS FELIPE DIAZ HERNANDEZ

El Dr. Luis Felipe Díaz Hernández, Odontólogo de Cartagena, nacido el 16 de enero de 1941. Fueron sus padres Tito Díaz Paz y Tiburcia Hernández. Hizo su especialidad en Salud Pública en Medellín y Planificación en Salud en la Universidad Nacional de Bogotá. Ejerció la Odontología en Carmen del Atrato y luego fue Jefe de la Seccional en Salud del Chocó. Reside en Yarumal, Antioquia. **(Gaitán, 1995).**

## DR. MARIO ELIECER DIAZ GARCIA

El Dr. Mario Eliecer Díaz García natural de Quibdó, el 16 de abril de 1945 en el hogar de Angel María Díaz y Rita García. Obtuvo su grado de Médico Cirujano en 1971 en la Universidad de Cartagena. Hizo su rural en Riosucio y en una barca de la Armada Nacional atendió pacientes en sus viajes por el río Atrato en la ruta de Quibdó a Turbo. Fue Jefe del Seguro Social de Quibdó, Médico de la cárcel y de la Caja Departamental. Hacia mediados de los 70, se especializó en Ginecología y Obstetricia y a su vuelta a Quibdó, fundó el Centro de Ginecología. Fue Director del Hospital San Francisco de Asís tres veces. Como Jefe de la Cruz Roja, trajo barcos de Holanda para prestar servicios médicos. También trajo el servicio "Médicos sin Fronteras" con médicos europeos que empezaron Centros de Salud en Pie de Pato, el cual utilizó energía solar. Organizó programas de Pediatría en los barrios vecinos a Quibdó, patrocinados por el Hospital Lorencita Villegas de Santos, La Fundación Santa Fe y la Universidad Nacional. Su matrimonio fue con una Cartagenera, y tuvo cinco hijos. Corrientemente vive en Quibdó. **(Gaitán, 1995).**

## DR. JESUS ANTONIO DUEÑAS ALUMA

El Dr. Jesús Antonio Dueñas Aluma nacido en Quibdó, el 30 de marzo de 1959. Obtuvo su título de Médico Cirujano en la Universidad del Norte de Barranquilla y se especializó en Ginecología y Obstetricia en la Universidad Bolivariana de Medellín. En 1984 fue nombrado director del Hospital Eduardo Santos de Istmina. Después tuvo cargos en Cajanal, Hospital de Quibdó, Seguros Sociales, ComfaChocó y otros. Trajo el plan de Prevención de Cáncer Uterino a Quibdó, donde tiene su residencia. **(Gaitán, 1995).**

## DR. ALFONSO FIGUEROA MELUK

El Dr. Alfonso Figueroa Meluk, es natural de Quibdó. Nació el 2 de abril de 1947 en el hogar del Médico Julio Figueroa Villa y Yolanda Meluk. Obtuvo su diploma de Médico Cirujano en la Universidad de Nacional e hizo su práctica rural en el Medio Atrato. Trabajo como Obstetra y Pediatra en el Hospital de Quibdó,

Departamento Materno Infantil. Luego fue Jefe de Planeación del Chocó, Cundinamarca y a nivel nacional. Actualmente vive en Santa Fe de Bogotá, con su esposa Stella Agudo y sus dos hijos. (Gaitán, 1995).

## DR. JESUS ANTONIO GOMEZ RODRIGUEZ

El Dr. Antonio Gómez natural de Quibdó, Chocó. Se graduó del Colegio Calasanz de Bogotá e hizo sus estudios de Medicina en la Pontificia Universidad Javeriana, donde obtuvo su grado como Médico Cirujano en 1975. Hizo su internado en el Hospital San Ignacio de Bogotá y en el Hospital San Rafael de Tunja. Se especializó en Pediatría en la Universidad del Rosario y completó Subespecializaciones en Neonatología en el Women's Hospital de la Universidad del Sur de California y en el Consejo Británico de Nottingham, Inglaterra.
Su Formación Gerencial en Salud la obtuvo de la Universidad Jorge Tadeo Lozano y la Universidad Nacional de Bogotá, Colombia.

Su experiencia médica en las áreas académicas, investigativas y administrativas incluyen:
Pediatra Neonatólogo adscrito a Famisanar, Col médica, Cafesalud, Seguros Bolívar.
Profesor Asistente de Pediatría en la Universidad Javeriana.
Instructor de Pediatría de la Escuela Colombiana de Medicina; Facultad de Medicina de la Universidad del Rosario.
Subdirector Científico del Hospital Lorencita Villegas de Santos.
Director del Hospital Universitario de la Fundación Santa Fe de Bogotá.
Consultor en Salud en Negozia, S.A.
Consultor de Pediatría y Neonatología a nivel nacional.
Consultor de la Junta Asesora para la Salud del Chocó de 2008-2010.
Consultor Médicos sin Fronteras, Bélgica.
Consultor para dotación y capacitación de personal Hospital San Francisco de Asís 2009-2010.
Contratista con el Ministerio Nacional de Salud.
Gobernador del Chocó entre los años 2010 y 2011.
Operador de USAID (Agencia Internacional de Desarrollo de EEUU), 2010.
Consultor Independiente para Haití, Programa de Nutrición 2013.

Alcaldía de Quibdó, Miembro de gabinete de pares en el Sector Salud, 2015.
Miembro del grupo de consultores científicos, Centro Latino Americano de Investigación en Malaria, 2016.
Miembro de la Junta directiva de Biotronitech, SA 2018.
Director de Post Grado en "Gerencia de Servicios de Salud" UNICOC 2018.
Responsable de 5 hospitales en Kinshasa, República Democrática de Congo, 2019-2020.

El Dr. Antonio Gómez, ha participado en centenares de Congresos y ha publicado un gran número de artículos e investigaciones. Es Miembro Fundador de la Sociedad Colombiana de Neonatología; Miembro de Número de la Sociedad Colombiana de Pediatría y Miembro de la Corporación Científica de Médicos del Hospital Infantil. (Comunicación Personal).

Fue el Dr. Antonio Gómez, quien nos informó sobre la necesidad de proveer asistencia a los niños del Chocó que mueren por malnutrición y ha permanecido en contacto con La Fundación Sembrando Futuros.

### DR. HELIODORO GONZALEZ COUTTIN

El Dr. Heliodoro González Couttin natural de Quibdó, Chocó en 1885, en el hogar de Heliodoro González y Mercedes Couttin. Contrajo matrimonio con Blanca Acevedo. En sus ratos libres se dedicó a Escribir, a la poesía, la música y el periodismo. Fue crítico de arte para el Periódico"El Tiempo". Fue un escritor del estilo romántico, y uno de sus poemas más famosos fue "El Pescador de
Estrellas." Murió en Bogotá. (Gaitán, 1995).

### DR. HAROLD EDER HOYOS URRUTIA

El Dr. Harol Eder Hoyos Urrutia, Médico Ortopedista y Traumatólogo, Especialista en Cirugía de Cadera y Rodilla y Reemplazos Articulares Ortopédicos del Pacífico S.A.S de la Pontificia Universidad Javeriana. Ha ejercido en el Hospital San Francisco de Asís de Quibdó desde agosto del 2014 hasta el presente. Graduado de Especialista en Gerencia en Seguridad Social y Proyectos en Salud de la Universidad Cooperativa de Colombia

https://Chocó7dias.com/harold-hoyos-urrutia/

### DR. ZACARIAS MOSQUERA LARA

El Dr. Zacarías Mosquera Lara nació en Tadó, Chocó el 18 de septiembre de 1956. Fueron sus padres Aureliano Mosquera y Filomena Lara Olmedo. Estudió medicina en la Universidad de Pereira y se graduó como Médico Cirujano en 1980. Fue profesor de la Universidad de Pereira, y ocupó varias posiciones políticas tales como: Diputado de Risaralda entre 1986 y 1988; Concejal y Presidente del Consejo de Mistrató, Risaralda; médico de la Caja de Previsión y de la Caja Social de Mistrató. Contrajo matrimonio con Sara María Ramírez y vive entre Tadó y Pereira. (Gaitán, 1995).

### DR. OSCAR ALBERTO MOSQUERA LOPEZ

Médico cirujano de la Pontificia Universidad Bolivariana. Especialista en Radiología e Imágenes Diagnosticas, egresado de la Universidad Nacional de Colombia y subespecialista en Intervencionismo de la Universidad de Antioquia. Trabaja para la Clínica Reina Sofía, de Quibdó, Chocó. (Gaitán, 1995).

### DR. MILTON MOSQUERA MONTOYA

El Dr. Milton Mosquera Montoya es nació de Quibdó, Chocó el 5 de mayo de 1958 en el hogar de José de Calazans Mosquera y Fanny Montoya. Sus hermanos Franklin y José de Calazans. En 1985 obtuvo el título de Médico Cirujano de la Pontificia Universidad Javeriana en Bogotá y posteriormente se especializó en Administración de Salud. El Dr. Mosquera Montoya, hizo su rural en el Hospital San Francisco de Asís en Quibdó, donde trabajó como médico en consulta externa y subdirector. Fue médico del Colegio Carrasquilla y del Distrito Militar en la sección de reclutamiento. En 1989 fue director del Instituto del Seguro Social en Quibdó y en 1990 gerente de la Beneficencia del Chocó. Hacia mediados de la década de los 90, se afilió a la organización no gubernamental "Medicos del Mundo" que lo llevó a Ruanda, Africa. Su esposa Sandra Isabel Lozano y sus hijos son Juan Camilo y Andrés Felipe. (Gaitán, 1995).

### DR. JESUS ALBERTO MOSQUERA PEREA

El Dr. Jesús Alberto Mosquera Perea, nació en Quibdó el 8 de julio de 1954. Sus padres, el contador Ricaurte Mosquera Urrutia y la educadora Clara Rosa Perea.
Estudió en el Colegio Antonio María Claret e hizo su bachillerato en el Integrado Carrasquilla Industrial de Quibdó, donde fue experto en fundición. Médico cirujano y especialista en Radiología, egresado de la Universidad de Antioquia. Corrientemente es miembro de la Clínica Reina Sofía, de Quibdó, Chocó. Fue el cuarto alcalde de Quibdó por voto popular en 1995. Además, el Dr. Mosquera Perea ha sido médico rural, de planta y director del Hospital San Francisco de Asís de Quibdó; médico de la Caja de Previsión Social de la Universidad del Chocó; Jefe de la Seccional de Salud y presidente y miembro de la Junta de la Cruz Roja en Chocó. Corrientemente, pertenece a la Asociación Médica del Chocó y a ASMEDAS. Reside en Quibdó, con su esposa Matilde Tamar Lopez, padres de Clara Marcela y Oscar Alberto. (Gaitán, 1995).

### DR. CESAR AUGUSTO PALACIOS MARTINEZ

El Dr. Cesar Augusto Palacios Martínez nació en Quibdó, Chocó el 2 de marzo de 1934. Fueron sus padres Francisco Palacios Mena y Basilisa Martínez. Obtuvo su título de Médico Cirujano en la Universidad del Cauca en 1958. Fue Director del Hospital Eduardo Santos y luego de especializarse en Cirugía General, fue nombrado Director del Hospital San Francisco de Asís. Inauguró la primera oficina seccional del Instituto del Seguro Social en Chocó; fue Jefe de la Caja Nacional de Previsión Social en Chocó, y hacia principios de los 70 se transladó a Cali, donde se dedicó a la enseñanza en la Facultad de Medicina de la Universidad del Cauca, Universidad Libre y Universidad de San Buenaventura. Combinó sus logros académicos con la práctica quirúrgica en la Clínica Rafael Uribe Uribe, del ISS en el Valle. El Dr. Palacios Martínez fue el primer médico Chocoano en afiliarse a **ASCOFAME** (Asociación Colombiana de Facultades de Medicina). Su profundo interés por la Medicina Legal, lo llevó a la Dirección del Instituto de Medicina Legal del Valle y de la Regional del Sur de la Dirección de Medicina Legal para el Cauca, Valle, Nariño y Putumayo.

Contrajo matrimonio con Eduva Delgado García y tuvo cuatro hijos. Actualmente vive en Cali, donde tiene una práctica privada y ejerce como cirujano general de la Clínica de Especialistas del Hospital San Juan de Dios. (Gaitán, 1995).

## DR. MAGNOLIO PALACIOS MOSQUERA (1966-2022) OBITUARIO

Médico de Urgencias, Virrey Solís LPS. Medellín
El Dr. Magnolio Palacios Mosquera, oriundo de Chigorodó, departamento del Chocó. Hizo sus estudios primarios en la Escuela Integrada de Pueblo Nuevo. Estudios segundarios: IDEM José Celestino Mutis de Apartadó.

Se graduó como MÉDICO Y CIRUJANO de la Universidad de Antioquia de Medellín el 29 de julio de 1994.
Se desempeñó en cargos para el Servicio Seccional de Salud del Guaviare hoy Secretaría Departamental de Salud, que incluyen:
- Médico rural ambulatorio del hospital San José, según acta de posesión No.0942 desde el 01 de agosto hasta el 05 de septiembre de 1994.
- Secretario de Salud Departamental del Guaviare, según acta de posesión No.0136 desde el 02 de enero de 2004 hasta el 25 de octubre de 2006.
- Secretario de Salud Departamental, según acta de posesión No.422 desde el 13 de noviembre de 2009 hasta el 04 de abril de 2010.

El Dr. Palacios Mosquera, viajó a Medellín y ejerció como Auditor Médico de la Clínica León XIII y atendía consulta en una de las sedes del Virrey Solis IPS.

"A quien recordaremos por su abnegada labor, liderazgo, profesionalismo, vocación de servicio y pasionario por brindar opciones de vida a sus pacientes a nuestro servicio de urgencias. Reciba nuestro abrazo solidario QEPD".

"En la parroquia El Sagrario se llevaron a cabo las exequias del médico Chocano Magnolio Palacios quien fue asesinado este miércoles en inmediaciones de la Clínica León XIII, el gremio médico recordó su legado e hizo un llamado al cuidado de la misión médica."

"Como un gran amigo, tal y como dice la popular canción de Roberto Carlos, así recuerdan los colegas y familiares al médico Magnolio Palacios. Con una eucaristía, un sentido homenaje, colegas y familiares del médico asesinado este miércoles cuando se disponía a ingresar a su turno de trabajo en la Clínica León XIII, recordaron el legado del galeno Chocoano."

"Era un compañero único, duele que cada día parece ser que persiguen más a la misión médica, aunque nosotros lo único que hacemos es prestar un servicio con mucho amor, con entrega." Expresó Fabián Octavio Palacios, Exauditor Clínica León XIII.

Fueron varias las voces de reconocimiento de los que por años trabajaron a su lado y con quién tuvo que enfrentar fuertes batallas como la pandemia, dicen que su trabajo era una definitiva muestra de lo que reflejaba su vocación: el servicio.

"Ese compromiso que él tenía con la parte médica, con la parte de auditoría, fue un médico muy entregado a sus pacientes, a la misión médica a todo lo que tenga que ver con la medicina. Ese legado no se debe perder." Precisó el médico Fabián Palacios.

En medio del acto, médicos, enfermeras, personal administrativo de la salud hicieron un llamado a respetar la misión médica y valorar su servicio en la sociedad. Con la falta de médicos en el Chocó es inaudito que se cometan estos actos de violencia.

"El llamado que hacemos es que cada día valoren más lo que hacemos los médicos, que uno lo que hace todos los días es estudiar, entregarse a sus pacientes, tratar de atender bien porque esa es la misión para la cual nos preparamos."
https://telemedellin.tv/homenaje-medico-asesinado-leon-xiii/540015/

"Sentido homenaje a Magnolio Palacios, médico asesinado cerca de León XIII" En la parroquia El Sagrario se llevaron a cabo las exequias del médico Chocano Magnolio Palacios quien fue asesinado este miércoles 6 de julio del 2022 en inmediaciones de la Clínica León XIII, el gremio médico recordó su legado e hizo un llamado al cuidado de la misión médica".

Cartas enviadas a la Policía de Medellín protestando la muerte del Dr. Magnolio Palacios Mosquera:

La Cédula de Ciudadanía de Colombia tiene la fotografía de identificación de la persona que asesino al Dr. Palacios Mosquera. Escribí a la Policía de Medellín preguntando si tienen programas cibernéticos de identificación facial para identificar a los criminales y enviaron mi petición a la fiscalía de Medellín. Esperemos que ellos contesten por que el asesinato del Dr. Magnolio Palacios Mosquera no puede quedar en la impunidad.

Jaime Gómez González, MD.

Seis meses después del vil asesinato del Médico Magnolio Palacios Mosquera de 56 años, el caso permanece sin conocer a los malhechores y sin determinar la causa. Las misivas al Director de la Policía de Medellín no recibieron respuesta y lamentablemente este es otra muestra de la falta de justicia en Colombia y de la idoneidad que reina en el país.

**DR. ONNY PRENS QUESADA**

**Nacido en Quibdó, el 23 de Abril de 1947 con sus padres José Angel Prens y Flora María Quesada y sus ocho hermanos. Estudió medicina en la Universidad de Antioquia y se especializó en Cardiología. Fue Director del Hospital de Tadó en 1977 y posteriormente fue Subdirector del Hospital San Francisco de Asís. Es miembro de ASMEDAS y fue asesor del Comité de Diabéticos en Chocó. Vive en Quibdó con su esposa Marciana Reyes Cuesta y sus cuatro hijos. (Gaitán, 1995).**

**DR. HEANDEL RENTERIA CÓRDOBA (1980-2020)**
Médico Cirujano, HEROE DE LA MEDICINA DE COLOMBIA, HIJO ILUSTRE DE
BAGADO.

El Dr. Heandel Rentería Córdoba, Nació en Bagadó (Chocó) el 1 de marzo de 1980 en el hogar de Filomel Rentería Rentería y Zunilda Córdoba Murillo, Q.E.P.D
Hermano de Roscely Rentería Córdoba, quien gentilmente envió la información.

Sus estudios primarios los hizo en la Escuela Teresa de los Ángeles de Bagadó.
Los estudios secundarios en el Colegio Nuestra Señora de la Candelaria de Bagadó. Estudios universitarios en la Universidad Libre de Cali, donde recibió el título de Médico Cirujano. Su año rural de medicina lo hizo en el Centro de Salud de Bagadó.

Trabajó en el Centro de Salud de Bagadó, Centro de Salud de Managrú, Centro de Salud de Bojayá, Centro de Salud de Las Ánimas, Centro de Salud de Condoto, Centro de Salud del Baudó, Centro de Salud de Atrato. Además, trabajó con la EPS de los Barrios Unidos en Quibdó y Fundó la IPS ZUNILDA CORDOBA.

Últimamente trabajaba en el Hospital San Francisco de Asís de Quibdó y en la EPS Barrios Unidos de Quibdó. El Dr. Rentería, trabajaba como podía en el Hospital San Francisco de Asís de Quibdó. Desde septiembre del 2019, donde no recibía salario, tampoco recibía salario en las EPS. Aun así, no abandonó a su comunidad. Pero ayer, miércoles 24 de junio de 2020, el médico Heandel Rentería Córdoba murió por contagiarse con covid-19 en el Chocó.

https://noticias.canalrcn.com/nacional/tras-meses-sin-salario-y-contagiarse-con-covid-19-medico-murio-en-Chocó-358964

Radio Cadena Nacional comentó el 24 de junio del 2020:

"La muerte de un médico en el Chocó dejó ver la precaria situación de la red hospitalaria, el sistema de salud y las condiciones laborales en la que muchos profesionales deben trabajar para evitar la propagación del coronavirus."

"Lamentamos profundamente el fallecimiento del médico Heandel Rentería Córdoba, quien ha sido bandera de los profesionales de la salud que perecen ante esta pandemia. Resaltamos su carisma, personalidad arrolladora, gran profesionalismo y humanidad y preferimos recordarlo con una sonrisa,
una sonrisa amable que siempre brindaba a los suyo y ajenos."

"Descansa en Paz Heandel, tu y todos aquellos héroes que nos cuidan cada día." Cruz Roja.

Nuestras sentidas condolencias a su esposa y su hijo Joe.

**Cruz Roja Colombiana Seccional Chocó,
6.25.20** https://www.facebook.com/CruzRojaSeccionalChocó/

Él mismo se había encargado de dar a conocer la precariedad laboral, pues en su cuenta de Twitter escribió el 2 de abril, 2020: "Haciendo frente a la situación. Pero viviendo un viacrucis total, sin ayuda del Estado y sin salarios desde hace 5 meses".

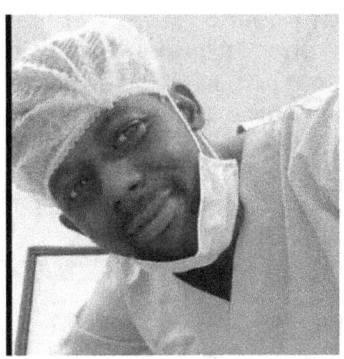

Retrato del Dr. Heandel Rentería Córdoba
**Cortesía de Redes Sociales**

Según cifras del Ministerio de Salud, citadas por Semana, en Colombia han fallecido 19 médicos y trabajadores de la salud por coronavirus, y hasta el momento, más de 1.800 profesionales se han infectado.

El Instituto Nacional de Salud ha establecido que el departamento del Chocó suma 1.321 de los 84.442 casos confirmados de COVID-19 en Colombia.

## DR. ARIEL RODRIGUEZ ASTIE

El Dr. Ariel Rodríguez natural de Quibdó, nacido el 31 de enero de 1923. Sus padres fueron Ramiro Rodríguez Coutín e Isabel Astié Mendieta. Graduado de Medicina de la Universidad Nacional e hizo su especialidad en Obstetricia. Se desempeñó en el ICSS, Caja Nacional de Previsión, y Almacenes Sears. Le ofrecieron la gobernación del Chocó, pero la declinó. Contrajo matrimonio con Leonor Cifuentes, con quien tuvo 8 hijos. Murió el 17 de junio de 1985. (Gaitán, 1995).

## DR. HELIODORO RODRIGUEZ QUIROZ

El Dr. Rodríguez Quiróz fue Médico, Abogado, Periodista y General en la Guerra de los Mil Días. Natural de Santa Rosa de Osos, Antioquia en 1853. Abuelo del Dr. Ariel Rodríguez Astié. Ejerció la medicina en Chocó y posteriormente se desempeñó en la carrera de Abogacía como Juez Supremo. Fue un árduo escritor con su nombre de pluma X.Y.Z y Macló y fundó el periódico "La Conjunción". Fue ascendido a General y luchó en las batallas de Tutunendó, Istmina y Tadó. Como primer Intendente del Chocó hacia 1930, cuando el mundo pasaba por la crisis financiera, ordenó que bajaran los sueldos, empezando por el suyo propio. Ordenó que los colegios contrataran médicos y odontólogos. Luego de su retiro en Pereira, falleció en 1933. Los Chocoanos nombraron la calle tercera en Quibdó en su honor. (Gaitán, 1995).

## DR. ISMAEL EUCLIDES ROLDAN VALENCIA

El Dr. Ismael Roldán Valencia nació en Quibdó el 13 de octubre de 1939 en el hogar de Euclides Roldán y Carmen Valencia. Fue Médico Cirujano y Psiquiatra de la Universidad Nacional, Investigador de la Facultad de Comunicación Social y Periodismo de la Universidad Sergio Arboleda. Escritor que ha publicado centenares de artículos, capítulos y libros sobre el Terrorismo en Colombia. Recibió varios premios por sus escritos. Fue Decano de Medicina de la Universidad Nacional. Diputado a la Asamblea del Chocó entre 1962 y 1964; Representante a la Cámara entre 1966 y 1968; Director del Hospital Psiquiátrico Rustoord en las Antillas Holandesas entre 1980 y 1982; Director del Instituto de

Inmunología del Hospital San Juan de Dios de 1989 a 1992; miembro fundador de la Asociación Hijos del Chocó y del Instituto Colombiano de Estudios Bioéticos. El Hospital Ismael Roldán Valencia lleva su nombre por todas sus actividades en beneficio del Chocó. (Gaitán, 1995).

### DR. JESUS MARIA RUIZ ISAZA

El Dr. Jesús María Ruiz Isaza nació en Boyacá, Colombia y participó en el Saneamiento del Chocó. Fue enviado por el Presidente Alfonso López Pumarejo entre los años 1934 y 1938. El Dr. Ruiz junto con los Doctores Lascario Barbosa y Julio Figueroa Villa entonces director del Hospital San Francisco de Asís, formaron la Oficina de la Malaria, y oficinas en diversas localidades del Chocó, asignaron equipos de fumigadores que recorrieron el Chocó eliminando las plagas del pian, paludismo, buba y clavo. (Gaitán, 1995).

### DR. NICOLAS ENRIQUE SALAMANDRA MARTINEZ

El Dr. Nicolás Enrique Salamandra, originario de Quibdó el 6 de diciembre de 1953, en el hogar de Oscar Enrique Salamandra y Julia Martínez. Obtuvo su título de Médico Cirujano en la Universidad de Antioquia en 1981 y hacia los años 90 se especializó en Gerencia en Salud en la Universidad Jorge Tadeo Lozano.
El Dr. Salamandra fue Jefe de Atención Médica y Director del Hospital de Quibdó; Coordinador de la Caja de la Universidad Tecnológica del Chocó (UTCH); Secretario de Salud de Quibdó, donde llevó a cabo campañas de vacunación y saneamiento del ambiente. Contrajo matrimonio con Francisca Pacheco, y es padre de cuatro hijos entre ellos Nicolás Enrique incluido a continuación en estos resúmenes biográficos. (Gaitán, 1995).

### DR. NICOLAS ENRIQUE SALAMANDRA PACHECO

El Dr. Nicolás Enrique Salamandra Pacheco, hijo del Médico Nicolas Enrique Salamandra Martínez y su esposa Francisca Pacheco, mencionado anteriormente.

Médico cirujano egresado de la Universidad del Bosque, Especialista en Radiología e Imágenes Diagnósticas de la Universidad Tecnológica de Pereira.

### DR. MARIO ALIRIO SALAZAR LOZANO

El Dr. Mario Alirio Salazar Lozano, originario de Condoto, Chocó el 18 de abril de 1923. Sus padres fueron José Antonio Salazar y Genoveva Lozano. Se graduó de Médico Cirujano en la Universidad Nacional de Bogotá. Fue Director del Hospital de Condoto y Jefe de Salud Pública en Quibdó. Entre los cargos políticos que desempeñó incluyen: Diputado a la Asamblea del Departamento, Concejal, Alcalde de Quibdó y Congresista. Luego de varios años, se trasladó a Cali, con su esposa Ligia Castillo y sus hijos Mario Antonio y Gladys. Dejó este mundo en 1994 a la edad de 71 años. (Gaitán, 1995).

### DR. RUBEN SANTACOLOMA

El Dr. Rubén Santacoloma natural de Caldas, Colombia no recibió título universitario de Médico, sin embargo, obtuvo un certificado para ejercer la profesión. Además, fue político y escritor apasionado; luchó como Coronel en la Guerra de los Mil Días; fue Intendente del Chocó entre 1914 y 1916, y fundador del Colegio Carrasquilla en Quibdó en 1915, por el cual han pasado muchos de los Galenos referidos en este capítulo. Fue descrito como "Un hombre austero y laborioso, de carácter independiente y grandes iniciativas" y durante su intendencia, hubo mucho progreso en las vías de comunicación en el Chocó. Murió en Caldas en 1923. (Gaitán, 1995).

### DR. ANTONIO SARRIA MISAS

El Dr. Antonio Sarria Misas, nacido en Condoto, Chocó el 24 de marzo de 1948 proviene de una familia Católica conformado por José Quintiliano Sarria y Dolores Misas de Sarria y sus seis hijos. Obtuvo su título de Médico Cirujano en la Universidad Nacional y su Maestría en Salud Pública de la Universidad del Valle.

Fue médico del Hospital San Rafael de Girardot, Caja Nacional y Sanidad Militar de la Capital Bogotá. Fue Gerente de la Beneficencia del Chocó, y Director del Hospital San José de Condoto. Elevó el nivel de salud de Condoto durante su administración en el Hospital. Ha sido un médico muy querido por la Comunidad Chocoana, dado su espíritu de servicio e inició la Fiesta del Rosarito y las Banderas en honor a la Patrona de Condoto, la Virgen del Rosario. (Gaitán, 1995).

## DR. ALFONSO TORRES RUMIER

Nació en Quibdó, Chocó e hizo sus estudios de Bachillerato en el Colegio Carrasquilla donde se graduó de Bachiller. Viajó a la Argentina para estudiar en la Facultad de Medicina de la Universidad de Buenos Aires donde recibió su grado de Médico Cirujano. Se especializó en Endocrinología e hizo estudios especiales en Endocrinología Ginecológica y Reproductiva en el Hospital Francés de la Capital Argentina en la Universidad de Ciencias Biológicas Rene Favaloro. Diplomado en Enfermedades Hipofisiarias, Enfermedades Tiroideas y Neuroendocrinología en la Universidad Nacional de Tucuman, Argentina.

Miembro de la Sociedad Argentina de Endocrinología y Metabolismo (SAEM). Fue el autor de la Prueba de Restricción Hídrica, Prueba de Concentración o Test de Miller. Trabajó como Endocrinólogo en la Unidad Académica Durand de la Universidad de Buenos Aires.

Regresó a Colombia donde hizo su año de medicatura rural en el Hospital San Francisco de Asís, en Quibdó. Posteriormente, se radicó en Bogotá en donde ejerce su especialidad.

## DR. JOSE SIMON TUNON GOMEZ

El Dr. José Simón Tuñón Gómez, natural de Santa Rosa de Lima, Bolívar nació el 26 de agosto de 1923. Hijo de Manuel E. Tuñón y Juana María Gómez. Estudió medicina en la Universidad de Cartagena graduándose en 1958. Su año rural lo hizo en Riosucio, Chocó donde permaneció por las próximas tres y media décadas. Trabajó en el Hospital San Francisco de Asís, en la Caja del Magisterio y la Cárcel del Distrito. Dirigió el consultorio médico del Club de Leones. Se jubiló en Cartagena donde vivió con su esposa, la Chocoana Ana Mosquera Osorio y sus cuatro hijos. (Gaitán, 1995).

## DR. BENJAMIN VARELA LOPEZ

El Dr. Benjamín Varela López proveniente de San Estanislao, Bolívar, nació el 11 de noviembre de 1929. Sus padres fueron Angel María Varela y Flor María López. Obtuvo su diploma de Medicina General en la Universidad de Cartagena en 1960 enfocándose en el área de anestesiología. Prestó sus servicios de medicina en el Hospital Antituberculoso San Pablo de Cartagena. Después de su traslado al Chocó, se desempeñó como Internista, luego en la Cárcel Distrital y en 1967 se unió al Departamento de Anestesiología del Hospital San Francisco de Asís. Su consultorio privado se radicaba en el Edificio "Ocho Pisos" de Quibdó. (Gaitán, 1995).

## DR. ROBUSTIANO VASQUEZ LUNA

El Dr. Robustiano Vásquez Luna es oriundo de Cartagena, nacido el 24 de mayo de 1918. Sus padres fueron Pablo Vásquez Padilla y Encarnación Luna. Se graduó como Médico Cirujano en 1957 e hizo su rural en varios municipios del Chocó, entre ellos Bahía Solano, Cupica, Juradó, Nuqui, y Riosucio. También fue Director del Hospital San Roque y del Hospital Antituberculoso en Carmen del Atrato, Chocó. (Gaitán, 1995).

## ODONTOLOGOS DEL CHOCO

Incluímos a continuación una lista de Odontólogos Chocoanos, que han ejercido en el Chocó y en otras ciudades de Colombia.

Arce Barrios, Rubén Darío DDS

Arias Menaderlin, Yadira DDS

Arias Mosquera, Yesid Camilo DDS

Bechara Valencia, Matilde DDS Ortodoncia

Conde Baldrich, Guido DDS Maxilofacial

Córdoba Asprilla, Luis Augusto DDS

Correa Trujillo, Diana Marcela DDS

Cristancho Prada, Carlos Edinson DDS

Chaverra, Alexander DDS

Herrera Mosquera, Lucina DDS

Hurtado Córdoba, Olga Patricia DDS

López Mosquera, Dissa Lenis DDS

Lozano Córdoba, Wilmer DDS Ortopedia Maxilofacial.

Mosquera Hinestroza Helba, Patricia DDS

Mosquera Loz, Lorenzo DDS

Mosquera Mosquera, Luz Betania DDS

Paz Arriaga, Olmedo DDS

Palacio Chaverra, Nohemy DDS

Palacio Echavarria, Nohemy DDS

Zamora Vargas, Julio Arturo DDS

## 21. HOSPITALES

### PRIMER HOSPITAL DE AMERICA

"El Hospital San Nicolás de Bari fue el primer hospital de América. Su construcción se inició en 1503 en Santo Domingo, capital de La Hispañola, actual República Dominicana. Fue fundado por Nicolás de Ovando, quien en ese entonces fuera gobernador de la isla. Hoy en día quedan solo ruinas y está actualmente ubicado en la Ciudad Colonial o Zona Colonial de Santo Domingo; en la calle Hostos, esquina de la calle Luperón." Wikipedia

En 1510 los españoles construyeron el primer Hospital fundado en Tierra Firme. En 1524 fue fundado El Hospital de Jesús de la ciudad de México por Hernán Cortes, primer Hospital del Continente Americano.

### HOSPITALES PUBLICOS Y PRIVADOS DEL DEPARTAMENTO DEL CHOCÓ

El Chocó cuenta con 11 hospitales públicos, dos clínicas y dos fundaciones privadas y 10 servicios de especialistas. Se agregan a la lista de 28 servicios dos laboratorios clínicos privados. No existe un hospital de III nivel y los pacientes deben ser referidos a las ciudades cercanas para tratamiento requerido en estos hospitales.

**TABLA 1.**

1. Hospital Ismael Roldán Valencia, Quibdó

2. Hospital San Francisco de Asís, Quibdó

3. Hospital San José, Condoto

4. Hospital Eduardo Santos, Istmina

5. Hospital San José, Tadó

6. Hospital San Roque, El Carmen de Atrato

7. Hospital Lascario Barboza, Acandí

8. Hospital de Unguía, Unguía

9. Hospital Municipal de Riosucio

10. Hospital Alto Baudó, Alto Baudó

11. Hospital Atrato, Atrato

12. Clínica de los Especialistas del Chocó, Reina Virgen María

13. Clínica Reina Sofia, Quibdó, Chocó.

14. Servimédico Limitada, 17 Especialidades, Privado
    Calle 26# 12-90, Quibdó, Chocó.

15. Cimar Salud Ips, 9 Especialidades, Privado
    Carrera 22 # 23 – 39 Piso 1, Quibdó, Chocó.

16. Daubara Salud Ips S.A.S, 14 Especialidades, Privado
    Carrera 1° Con Calle 27 No. 10 Piso 2, Quibdó, Chocó.

17. Biqsalud Ltda, 13 Especialidades, Privado
    Carrera 7 No.30-51, Quibdó, Chocó.

18. Unidad Medicoquirúrgica Santiago S.A.S, 37 Especialidades, Privado
    Carrera 23 # 21-21, Quibdó, Chocó.

19. Fundación Unionvida Quibdó, 59 Especialidades, Privado
    Carrera 2 No. 26-20 B/. Roma, Quibdó, Chocó.

20. Fundación Médico Preventiva Sede San Francisco De Asis, 20 Especialidades,
    Privado Carrera 7° No 26- 45, Quibdó, Chocó.

21. Instituto de Dolor del Pacífico S.A.S., 2 Especialidades, Privado
    Carrera 23 N°21-21, Quibdó, Chocó.

22. Especialidades Corregimiento de Winando, Quibdó, Chocó.
Público

23. Imágenes Diagnósticas Del Chocó Ips SAS, 2 Especialidades, Privado
    Kr 3ª. # 24-08, Quibdó, Chocó.

24. Ortopédicos del Pacífico, 5 Especialidades, Privado
    Carrera 5 # 30-43, Quibdó, Chocó.

25. Consultorio Odontológico Raymond, 2 Especialidades, Privado
    Cra 7ª Nº 24- 112, Quibdó, Chocó.

26. Oral & Maxilofacial Center Care S.A.S, 8 Especialidades, Privado
    Cra 3-22-31, Quibdó, Chocó.

27. Laboratorio Clínico Bacteriológico Provilab, 3 Especialidades, Privado
    Calle 31 No. 2-70, Quibdó, Chocó.

28. Laboratorio Clínico Novalar E U, 3 Especialidades, Privado
    Carrera 6# 31-81, Quibdó, Chocó.


http://www.hospitales.com.co/Chocó.html

## HOSPITAL DEPARTAMENTAL SAN FRANCISCO DE ASÍS

El Hospital San Francisco de Asis se inaguró en 1935 y comenzó con 12 camas para hombres, 16 para mujeres, y 1 habitación para dos pensionados. El doctor Alfonso Borda Mendoza, médico cirujano fue el primer director del hospital, hasta 1958. Este hospital fue construido en la localización de lo que actualmente se conoce como el antiguo Hospital San Francisco de Asís. (Cardona,2015)

El Hospital Departamental San Francisco de Asís, es el único Hospital del Chocó de II Nivel.
"La compleja situación que enfrenta el departamento del Chocó es lamentable. Los problemas siguen avanzando, tanto así que se aplica la vieja expresión que señala "nos está llevando el que nos trajo". No son nuevos los penosos índices de calidad de vida de nuestros hermanos Chocoanos, tampoco las causas estructurales que generan esta situación en la tierra bendita de las fiestas del "San Pacho". (Capera Figueroa, 2017).

Es necesario reconocer que, en educación, agua potable, energía, empleo y necesidades básicas, el Chocó se queda atrás. Es decir, el departamento carece de los mínimos niveles de calidad de vida. No obstante, ahora lo que resuena en los pasillos nacionales es el estado deplorable de salud que enfrentan sus habitantes, y en particular, la poca infraestructura para garantizar este bien común, mal llamado servicio público.

Según el informe de la Contraloría General, la situación fiscal del departamento no es la mejor, debido a que el servicio presenta serias irregularidades. No se puede desconocer la situación política, económica e institucional que presenta el Hospital Departamental San Francisco de Asís, en donde se requiere una "vigilancia rigurosa especial", según el ordenamiento de la Corte Constitucional frente al estado de la entidad encargada de la salud en la región. Ahora, la situación consiste en sacar a flote la crisis que vive el hospital, y dar un giro a un posible escenario de estabilidad.

Lo aterrador del asunto reside en que es el único hospital de mediano nivel, a pesar de tener problemas como: el agua que se usa no pasa por un tratamiento adecuado porque la maquina está en mal estado; los niveles de contaminación en la zona son

altísimos, llegando al punto donde los pacientes deben jugar a la ruleta entre tomar agua con mercurio o con otros residuos (heces); y por si fuera poco, el tratamiento del agua se está haciendo de manera manual puesto que su conexión proviene del río Atrato, el cual presenta según el Instituto de Investigaciones ambientales del Pacifico, niveles considerables de mercurio y otros mentales, que son corrosivos para la salud de los habitantes en la región.
Según el periódico Choco 7 días de Enero, 2023 se está iniciando el proceso para comprar equipos para el Hospital San Francisco, incluyendo un Tomógrafo, Mamógrafo y Torre de Endoscopia.

Todo esto nos invita a reflexionar en lo que podríamos llamar la "maldición" que vive el departamento del Chocó, en particular el Hospital Departamental San Francisco de Asís. Lo anterior es una muestra de los problemas de planeación y gestión que muestra el gobierno nacional. Además, simboliza las contradicciones que tiene el sector privado y su incapacidad de garantizar las necesidades, procedimientos y servicios mínimos que requieren los pacientes. Igualmente, es resultado de los intentos fallidos por garantizar el servicio a las familias más humildes de las regiones que históricamente han sufrido el conflicto armado.
Así pues, no suena raro exigir mejores condiciones en este campo público en el país. No se puede pensar en la construcción de la paz territorial, ni mucho menos en un tipo de pedagogía de esta, si no se buscan estrategias para ir superando este problema que afecta a todos los colombianos. Ahora, pensar la paz con un sistema de salud a medias es la muestra de los vacíos que tiene el actual momento del posconflicto en la nación.

En efecto, el sistema general de salud en Colombia no presenta las mejores condiciones desde la prevención hasta el seguimiento de los tratamientos. La incapacidad del gobierno de Santos y las reformas político – administrativas de Uribe I-II llevaron al punto de enajenar este bien público a las empresas transnacionales dedicadas al "negocio" de la salud. Como dicen, enfermarse es sinónimo de endeudarse, dada la falta de gestión y cubrimiento que tienen las EPS en la prestación de todas las especialidades y subespecialidades que requieren los pacientes.

En conclusión, las fuertes críticas que ha recibido el gobierno nacional han sido sobre su propuesta de concebir un sistema mixto y la unificación de los programas de salud pública en las regiones. Lo que implica, seguir entregando a las empresas privadas los servicios generales, especializados y los procesos de alto nivel a las clínicas particulares, llevando a generar un estado de dependencia del sector público sobre las grandes clínicas, centros e instituciones que poseen la capacidad de realizar el servicio." (Capera Figueroa, 2017)

¡El Unicom Hospital de segundo nivel del Chocó también vive en Crisis humanitaria! Intervenido por el estado, se abre y se cierra. No tiene recursos económicos y no tiene insumos, no pagan salarios oportunamente y no hay dinero para atender a los pacientes. La salud es un derecho muy costoso. Se necesita un gran flujo de fondos para atenderla.

Se necesita un Hospital de III y IV niveles conectados con todos los Municipios por Telemedicina utilizando Dirigibles Ambulancia o Ambulancias Aéreas para evacuar a los enfermos de sitios remotos en donde no hay carreteras sino se debe transportar a los enfermos por río en canoa.

Los enfermos deben ser respetados y todo Chocoano con cédula de ciudadanía debe tener servicios médicos gratuitos de la mejor calidad, a nivel internacional. Ese es el futuro que deseamos para el Chocó.

**HOSPITAL ISMAEL ROLDAN VALENCIA**

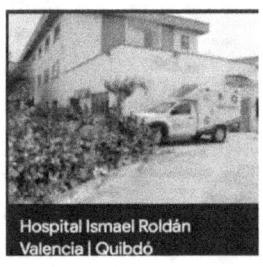

Hospital Ismael Roldán Valencia | Quibdó

**HOSPITAL EDUARDO SANTOS**

Istmina es una ciudad localizada entre los ríos Atrato y San Juan. El Hospital lleva el nombre de Eduardo Santos Presidente de Colombia.

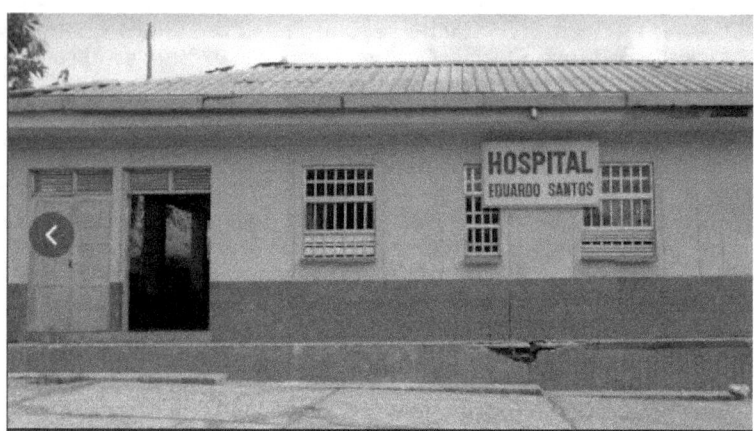

**HOSPITAL SAN JOSE DE TADO**

Tadó es un Municipio del Chocó, cercano a Istmina. La enfermera Vanessa Córdoba Tamayo, egresada de la Universidad Tecnológica del Chocó y especializada en Auditoria de la Universidad Area Andina, fue elegida la nueva Gerente del Hospital por el alcalde Cristian Copete. (Chocó7días.com). No hay datos sobre la entidad excepto que tiene una deuda de cinco mil millones de pesos. No se conoce el presupuesto y como dan tratamiento médico o quirúrgico a los pacientes en este Hospital de primer nivel.

## HOSPITAL SAN ROQUE

El Hospital San Roque, en Carmen del Atrato, Chocó, sirve a una población de 15.000 habitantes. Tuvo su origen en el año de 1960. Concejo de este municipio mediante acuerdo 013 del 9 de septiembre de 1996, transforma el Hospital en Empresa Social del Estado. El Hospital San Roque, está localizado
en el Cerro Plateado de este Municipio, donde nace el río Atrato, el cuarto más caudaloso del mundo con 5.000 m3-seg. Foto Cortesía de Johan Flórez Vargas.

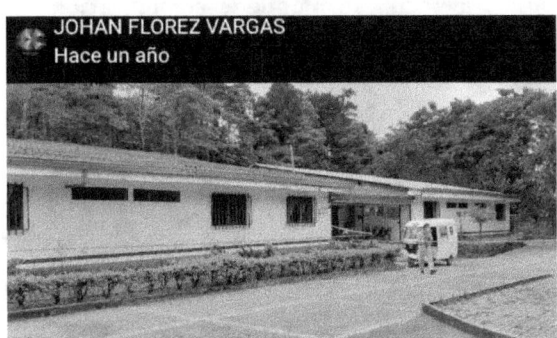

Cortesía de Johan Flórez Vargas

## HOSPITAL LASCARIO BARBOSA AVENDANO EN ACANDÍ

Acandí es un municipio Colombiano ubicado en el norte del departamento de Chocó, al noroccidente de Colombia, en el Golfo de Urabá a orillas del mar Caribe, en la frontera con Panamá.

"AVANZA SATISFACTORIAMENTE LA CONSTRUCCIÓN DE HOSPITAL EN ACANDÍ"

Según el Periódico El Baudoseño, "Con una inversión de $7.000 millones de pesos avanza la construcción del Hospital Lascario Barbosa Avendaño en el Municipio de Acandí, ésta importante y sensible obra que beneficiará a los pobladores de la subregión de Darién, y que reviste gran importancia para el Gobierno Departamental.

El Secretario de Infraestructura José María Córdoba realizó durante el día de hoy, recorrido y comité técnico en terreno con el ánimo de supervisar los avances de la obra, al cual asistió el arquitecto delegado del Ministerio de Salud Oscar Daza Parada, quien expresó que durante su visita pudo evidenciar un buen flujo de trabajado y avances en la obra "me voy con una muy buena sensación luego de la visita a la obra, se pueden evidenciar los avances en el trabajo".

Los integrantes de la firma constructora del hospital indicaron que la misma tiene un 45% de avance y un 60% de obra ya programada y que en el mes de septiembre se estaría entregando; además expresaron que a la fecha se mantiene comunicación fluida con la Gobernación y la interventoría, lo cual permite darle cumplimiento a la entrega de esta.

Durante el comité técnico los constructores de la firma HLAA también expresaron que los retrasos que ha sufrido la obra son debido a diferentes factores como el clima, la consecución y transporte de materiales por la ubicación, la explotación del material de playa; además de algunas presiones por grupos al margen de la ley, sin embargo, garantizaron la terminación de la obra para este año.

La Secretaría de Salud Departamental por su parte, incluyó en el plan bienal el proyecto para la dotación de este centro asistencial, y este proyecto se encuentra en el Ministerio en busca de la viabilidad; se espera que para mediados del 2020 esté listo para que el Hospital entre en servicio.

El Alcalde de Acandí, sostuvo importante dialogo social con la senadora Aida Avella, en la cual se comprometió en ayudar a gestionar dotación para el Hospital Lascario Barboza Avendaño." Publicado el 10 agosto, 2022, El Baudoseño.

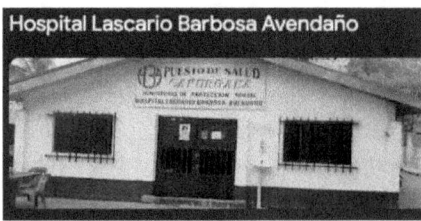

## HOSPITAL DE UNGUIA

El hospital de Unguía, Chocó presta sus servicios a la población del Municipio en donde se encuentran los restos de Santa María la Antigua del Darién en la frontera noroeste con Panamá.

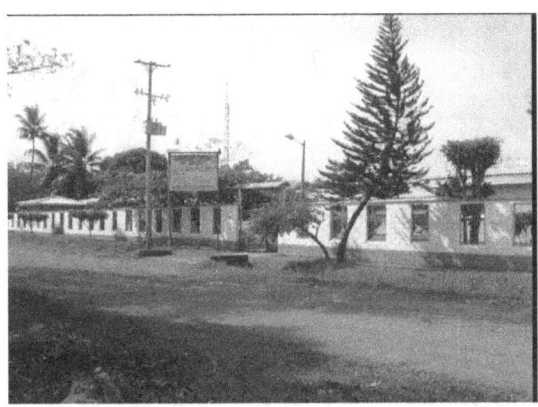

## HOSPITAL SAN JUAN DE DIOS, RIOSUCIO

Riosucio es un Municipio del Chocó localizado a las orillas del río Atrato.
Se ha publicado en los diarios, que cuando hay inundaciones por crecientes del río Atrato, los enfermos que vienen en canoa tienen que entrar por la ventana del segundo piso. En la fotografía publicada en la red no vemos que el Hospital tenga dos pisos. (Cortesía de Leonardo Peña Moreno).

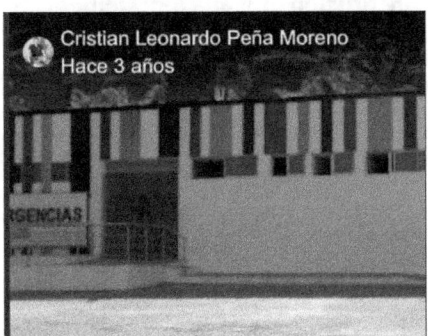

Cortesía de Leonardo Peña Moreno

## HOSPITAL JULIO FIGUEROA VILLA, BAHIA SOLANO

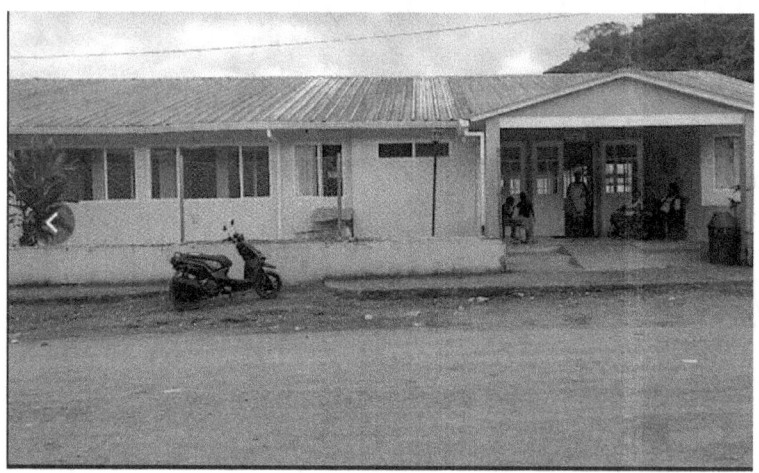

Cortesía Redes Sociales.

## CLINICA REINA SOFIA

La Clínica Reina Sofia, es una institución privada en Quibdó, Chocó, especializada en el área de diagnóstico radiológico, que incluye neuro radiología, radiología del tórax, radiología de trauma y emergencias, radiología intervencionista e imagen corporal

## EL INSTITUTO NEUROLOGICO DE COLOMBIA (FINC)

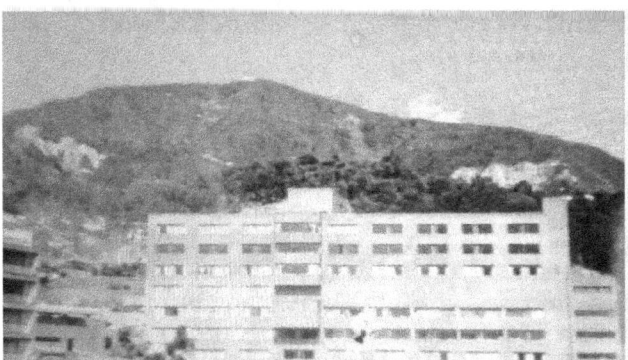

Foto Cortesía de Mauricio Gómez, DDS

Aunque la Fundación Instituto Neurológico de Colombia (FINC) no se localizó en Chocó sino en Bogotá, Colombia, el autor de este libro, el Dr. Jaime Gómez González fue su Fundador y Director por 20 años. Por esa razón, incluimos este capítulo para mostrar que en Colombia se pueden crear obras de alto nivel, y como el autor dice "Labor Improbus Omnia Vincit" (El trabajo tenaz lo vence todo).

Fue el 16 de agosto, de 1966 cuando se inauguró este hospital dedicado a la atención de las enfermedades del sistema nervioso, la formación de profesionales y la investigación de los problemas regionales en el campo de las ciencias neurológicas.

El Abogado Luis Buenahora quien propuso los estatutos del FINC, organizó la Junta Directiva y redactó el acta de Constitución que fue firmada en la residencia del Dr. Alberto Lleras Camargo el 16 de agosto de 1966. La Universidad Javeriana cedió los terrenos al Oriente del Hospital de San Ignacio por un lapso de 99 años mediante un contrato de Comodato. Los planos los hizo en forma gratuita el Arquitecto Rafael Serrano con la colaboración del Dr. Jaime Gómez González quien había viajado a visitar tres Institutos Neurológicos en Hrade Kralove, Checoeslovaquia; Glasgow, Escocia y Bonn, Alemania.

La construcción de 10.000 m2 fue hecha por la firma Cuellar Serrano Gómez. El proyecto fue apoyado por el Club Rotario de Bogotá Occidente y el Grupo de jóvenes de Rotarac.

La construcción duró 18 meses y al mismo tiempo se consiguieron los equipos en Francia con Fondos Cafeteros que estaban bloqueados en Europa. Se obtuvieron <u>becas</u> para la formación de especialistas en Francia. En Colombia la Sra. Patricia Gutiérrez Enfermera Neurológica con una Hermana Carmelita dictaron el primer curso de Enfermería Neurológica.

Después de siete años de haber empezado a plasmar una idea recogida por un grupo de ciudadanos, conscientes de la necesidad de colaborar con el estado en sus obligaciones de atender la salud de los colombianos, se inauguró este centro, una obra indispensable para el progreso científico del país. El Instituto se empezó con $100 dólares. La culminación del Instituto Neurológico fue la realización de un imposible; una idea que se forjó con el trabajo tenaz de cientos de personas, la ayuda comunitaria y el reconocimiento del Gobierno del Frente Social. La planeación del Instituto Neurológico es un modelo de programación integral y simultánea de la edificación, dotación y preparación del personal especializado.

A la ceremonia de inauguración vivieron especialistas de EEUU, Europa y Asia.

Fue un orgullo para Colombia contar con la Fundación Instituto Neurológico de Colombia, cuyo director trajo el primer equipo de Escanografía, el primer equipo de Imágenes por Resonancia Magnética y cuyos médicos fueron especializados en diferentes centros europeos, en Francia, Inglaterra y Alemania. El Instituto Neurológico invitó becarios desde Méjico hasta la Argentina.

La Fundación Instituto Neurológico de Colombia en su planta de seis pisos, contó con 60 camas, y allí se realizaron más de 1.000 operaciones del Sistema Nervioso y la Médula Espinal de adultos y niños. Contó con los siguientes servicios:
- Diagnóstico y Evaluación de Enfermedades del Sistema Nervioso.
- Consulta Externa
- Servicios de Radiología, Escanografía y Resonancia Magnética.
- Departamento de Neurología
- Departamento de Neurocirugía
- Departamento de Neuro Patología
- Departamento de Neuro Pediatría
- Departamento de Neuro Psicología

- **Departamento de Neuro Psiquiatría**
- **Departamento de Neuro Radiología**
- **Departamento de Investigación**
- **Departamento de Fisioterapia**
- **Departamento de Terapia Ocupacional**
- **Departamento de Terapia del Lenguaje**
- **Tres Quirófanos**
- **Servicio de Urgencias**
- **Laboratorio de Biología**
- **Laboratorio de Laser**
- **Farmacia**

**Luego de 20 años de liderazgo y servicio al Instituto Neurológico, el Dr. Jaime Gómez González se retiró, dejando un vacío en la dirección del Hospital, lo cual resultó en el cierre de los servicios del hospital. El Instituto pasó en comodato a la Pontificia Universidad Javeriana. Sin embargo, la generación de médicos que pasó por el hospital continúa proveyendo servicios de alta calidad y las lecciones de puntualidad y excelencia modeladas por el Dr. Gómez González fueron lecciones inolvidables para los médicos que se desempeñan en diferentes partes de Colombia y del mundo. El equipo médico de la Fundación Instituto Neurológico de Colombia celebrará los 50 años de su iniciación.**

## DIEZ HOSPITALES CON ALTOS NIVELES DE EXCELENCIA EN LATINO AMERICA

Según las redes sociales, los diez hospitales con altos niveles de excelencia de Latino América son:

1. Hospital Israelita, Alberto Einstein, Sao Pablo, Brasil.
2. Clínica Alemana, Santiago de Chile, Chile
3. Hospital Italiano, Buenos Aires, Argentina
4. Fundación del Valle de Lili, Cali, Colombia
5. Fundación Cardio infantil, Bogotá, Colombia
6. Fundación Cardiovascular, Bucaramanga, Colombia
7. Centro Médico Imbanaco, Cali, Colombia
8. Hospital Mohinos de Viento, Porto Alegre, Brasil
9. Hospital Universitario Austral, Buenos Aires Argentina
10. Hospital Pablo Tobón Uribe, Medellín, Colombia

Cinco de los mejores hospitales de Latino América están en Colombia, en el vecindario con Chocó. Dos en Cali y uno en Medellín, uno en Bogotá y otro en Bucaramanga. Esto no incluye otras instituciones de alta excelencia como
la Clínica del Country, la Clínica Santa Fe, La Clínica Marly, el Hospital San Ignacio y muchos otros en Bogotá. Lo cual hace pensar que en Colombia se puede lograr un alto nivel de excelencia en salud.

A nivel administrativo y político, es donde se requiere que se tomen las decisiones para implementar este nivel de excelencia en salud en el Pacífico Colombiano, en Chocó y Buenaventura. Chocó no tiene Senador, y los presupuestos para la salud en Chocó, se esfuman en las cuentas bancarias de gobernantes. Para corregir este nivel de corrupción se debe continuar aplicando sanciones legales y congelando cuentas de quienes comenten peculado con los fondos de salud para retornarlos a los hospitales y pagar al personal médico y para médico que trabajan arduamente por sus pacientes.

No se puede abandonar la población del Pacífico por desidia, cuando la excelencia reina en otras ciudades de Colombia. Como se ve en la tabla 1, hay 12 hospitales públicos en Chocó y 16 entidades de salud privadas lo cual es una buena indicación. Sin embargo, se necesita subir el nivel de estos hospitales especialmente los públicos ya que como se indicó anteriormente, si no se paga a los médicos ni al personal hospitalario por meses, se crea una situación de crisis en la cual el personal médico no puede sobrevivir financieramente y pierde la motivación de lograr la excelencia en el cuidado de los pacientes cuando su supervivencia está en la línea.

¿Como ven las organizaciones internacionales de salud la situación del Chocó?

La Organización Panamericana de la Salud (OPS) estudió las condiciones de salud del Chocó y posteriormente hizo recomendaciones para un programa de cobertura ambulatoria. El siguiente es el resumen de dicha publicación.

"Chocó es uno de los departamentos más pobres de Colombia y su índice de desarrollo humano (IDH) es también el menor del país, siendo de 0,684 (medio). La participación departamental en el producto interno bruto (PIB), es del 0,53%.

Según el Departamento Administrativo Nacional de Estadística, DANE, el 79,7% de la población del departamento tiene necesidades básicas insatisfechas.

En el departamento del Chocó se pueden identificar fundamentalmente cuatro grupos étnico-culturales: los afroamericanos (82,7%), los mulatos (5,42%), blancos (0,01%) y los indígenas (11,9%) entre quienes se encuentran los pueblos Emberá, Tule, Cuna y Wuanam.

En el año 2000, de acuerdo con un registro del Instituto Colombiano de la Reforma Agraria (INCORA), existían aproximadamente 35,582 indígenas distribuidos en 112 comunidades, cifras que han ido cambiando de acuerdo con los procesos de desplazamiento vividos por estas comunidades en los últimos años.

La evidencia demuestra que en el Chocó persiste una situación de inequidad en salud y calidad de vida, con oportunidades para el desarrollo socioeconómico inferiores al promedio nacional. Se estima que cerca del 10% de la población está indocumentada y sólo el 25% de la población proyectada cuenta con oferta efectiva de servicios de salud.

La falta de recursos humanos de salud calificados se convierte en una barrera de acceso a servicios de salud, toda vez que al revisar las cifras del país en cuanto a la disponibilidad de médicos por habitante 1,35 médicos por 1.000 habitantes, la relación con el Chocó es de un médico por 5.000 habitantes.

**REFERENCIAS:**

1. Cárdenas Torres, G., Castillo Salgado, C., Gutiérrez Araujo, R. Salud efectiva para pueblos dispersos MODELO DE ATENCIÓN EN SALUD DEPARTAMENTO DEL CHOCÓ COLOMBIA. https://www.paho.org/col/

## 22. FUTURO DE LA SALUD EN CHOCÓ

### CENTRO MEDICO MOLO, CANTON DE SAN PABLO, CHOCÓ

Proyecto de la Asociación Privada CANATCOL, Canal Interoceánico del Chocó, Colombia.

### HOSPITAL DE III NIVEL

La familia Moreno del Chocó donó un terreno para hacer un hospital de tercer nivel en el Cantón de San Pablo, que incluirá 60 camas.

Las investigaciones han demostrado que los hospitales de diseño redondo son más efectivos, ya que los pacientes están más cerca a la estación de enfermeras y además para reducir las infecciones, ya que el diseño circular evita la acumulación de polvo, en los quirófanos redondos.

**Características Principales del Hospital:**

- Area total de 6.000.00 m² en seis pisos,
- Area administrativa,
- Departamento de pacientes ambulatorios y diagnóstico,
- Departamento de emergencia,
- Dos quirófanos,
- Obstetricia (pequeño hospital de maternidad),
- Pediatría, con incubadoras,
- Salas con 60 camas,
- Telemedicina,
- Servicios incluidos lavandería y cocina,
- Morgue,
- Incinerador no contaminante autoiniciado,
- Planta de tratamiento de aguas residuales,
- Tanque de agua elevado,
- Dos turbinas de río para la generación de electricidad.

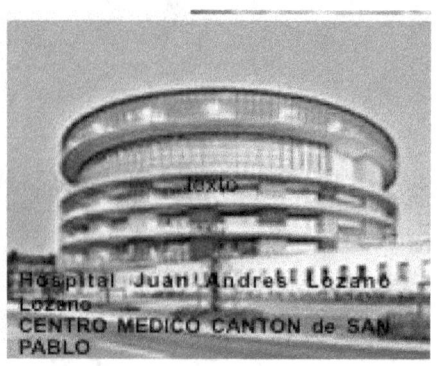

Hemos estado investigando al Departamento del Chocó desde el año 2012 cuando Radio Cadena Nacional informó que "niños de 5 a 10 años cometían suicidio por hambre". Como eso es una situación absurda, dedicamos todos nuestros esfuerzos a investigar el problema. Es una incógnita, como el Departamento más rico de Colombia, el único con dos océanos, cuyas minas producen un millón de onzas de oro al año (47% de Colombia) y 100% del platino, que se llevan en aviones a refinar a otra parte, está en crisis humanitaria desde hace varios años.

Chocó necesita desarrollar el sistema de salud, partiendo de unas bases mínimas o no existentes. Los servicios de prevención, atención y rehabilitación no han merecido la atención de los gobiernos. Por otra parte, la corrupción de altos funcionarios quienes se han apropiado de los dineros de la salud es totalmente inaceptable y deben merecer las penas más altas que impone el código de justicia.

Por la situación geográfica, la baja densidad del territorio, los enfermos deben trasladarse en canoa largas distancias para buscar atención médica. Con frecuencia ocurre que el enfermo llega al hospital más cercano en condición crítica o muerto. Las personas con algunos medios de fortuna se trasladan a Medellín a buscar atención terciaria, por la carencia de servicios de III nivel, la falta de médicos que como se mencionó anteriormente, solo es un médico por 5.000 habitantes.

Las cifras de mortalidad materna en el Chocó son las más altas del hemisferio occidental. La mortalidad infantil es cinco veces mayor que en el resto de Colombia. Las enfermedades infecciosas:

malaria, dengue y otras transmitidas por mosquitos han ido en aumento por la falta de protección ambiental. Los mineros ilegales destrozan y abandonan una zona que se convierte en criadero de mosquitos y contaminan los ríos con mercurio y otros tóxicos sin control alguno por parte de las autoridades.

La carencia de agua potable en la región más pluviosa del mundo con cifras hasta de 15 metros por año, y con más de mil ríos, es inexcusable, ya que no hay tratamiento de aguas usadas y como resultado de esto las infecciones y el parasitismo intestinal, son endémicos.

Todo lo anterior es totalmente inaceptable, hay 12 llamados hospitales, en donde no existen los más mínimos requisitos sanitarios, carecen de equipos, de drogas y al personal no les pagan los salarios por meses. Hay o debe haber puestos de salud en los 30 municipios, solamente conocemos el informe del médico de Puerto Percel en el Cantón de San Pablo, en donde publicó fotografías del local totalmente desocupado. ¿Cómo se pueden hacer campañas de prevención sin elementos, ni vacunas?

Se necesita dotar los Puestos de Salud de los 30 Municipios con médicos, enfermeras, y paramédicos. El ideal es tener equipos de telemedicina en cada lugar conectado con el Hospital de III Nivel, con servicio continuo de 24 horas, 7 días a la semana.

Para dar salud al Chocó es necesario tener médicos, enfermeras, matronas y personal auxiliar.

Es necesario crear una Facultad de Ciencias de la Salud con Escuelas de Medicina, Odontología, Química y Farmacia. Para empezar, recomendamos hacer un bachillerato con énfasis en Ciencias, Matemáticas, y Artes.

Para poder hacer un Hospital de III nivel se requiere un flujo continuo de fondos, porque el costo de construcción y dotación es de un millón de dólares por cama y el funcionamiento son cien mil dólares por cada cama por año.

De esto se deduce que el primer paso es construir el Canal de Colombia, la vía interoceánica a nivel del mar para Buques Ultra Grandes de Contenedores (ULCS). Si se calcula que cada contenedor paga 50 dólares de peaje y el ULCS lleva 20.000 contenedores es fácil entender la magnitud del negocio, pues puede pasar un Buque cada media hora, 24 días de los 7 días de la semana.

Nos han ofrecido la donación de 10 hectáreas de terreno en el Cantón de San Pablo para hacer el Centro Médico MOLO. Allí estarán las Facultades de Ciencias Médicas, el Instituto de Investigaciones Científicas, una fábrica de productos para hospital, fábrica de drogas genéricas, planta de antibióticos y hogar geriátrico. Además, se requiere vivienda y recreación para el personal.

Tenemos el anteproyecto del Hospital de III nivel de 60 camas, cuyos diseños se incluyen. Se necesita lo siguiente:

1. Planos de construcción
2. Planos eléctricos (energía hidráulica con turbinas en el río)
3. Planos sanitarios
4. Planos mecánicos
5. Planos de instalación de los equipos (Escanógrafo, Resonancia
    Magnética)
6. Cálculos estructurales
7. Crematorio no contaminante para residuos del Hospital.

El servicio de Salud para los Chocoanos requiere la organización de una cooperativa, a la cual se afilien todos los Chocoanos. Algo semejante a la Cooperativa Migros de Suiza, con toda clase de servicios a la comunidad.

En Chocó se podían poner en funcionamiento cerca del Centro Médico, una base de Dirigibles para evacuar a los enfermos de todo el territorio y utilizar estos navíos para conectarse más fácilmente con el resto del país.  Los dirigibles llenos de helio, con motores pequeños pueden tener una velocidad de crucero de 120 km por hora. Se elevan y descienden verticalmente sin necesidad de
aeropuertos, son económicos y se fabrican en Colombia.
Un dirigible es ideal para las zonas en donde no hay carreteras como en el Chocó, la Orinoquía y la Amazonía.

Desde hace muchos años Gaviotas, Vichada utiliza un globo lleno de hidrógeno de fabricación local para detectar rápidamente los incendios en los bosques de Palma del Caribe.

El transporte y evacuación de los enfermos hasta el hospital se puede hacer usando dos o más dirigibles con motores de celdas de hidrógeno. Un piloto, dos paramédicos en cada dirigible pueden empezar los primeros auxilios en contacto con los médicos de la base del Hospital.

Hace muchos años la Clínica Mayo en Rochester, Estados Unidos hizo una investigación para determinar cuál era el mejor sistema para ofrecer cuidados de enfermería y construyeron tres hospitales, de una crujía, doble crujía y circular. Después de analizar un millón de datos concluyeron que el diseño circular del Hospital es el más efectivo para los cuidados de enfermería. El Hospital circular es oscuro en el centro por lo cual debe tener un cable de fibra de vidrio del primero al último piso conectado con un colector de luz solar y lámparas en la noche para tener iluminación permanente. El diseño circular también puede ser vacío en el centro, (estilo roscón) para permitir la iluminación natural a los cuartos de los pacientes. La decoración con jardines y plantas tropicales en el centro del círculo crearía un ambiente terapéutico necesario para el descanso y recuperación de los convalecientes.

El Hospital debe tener aire acondicionado, los pisos deben permanecer brillantes en el mayor estado de limpieza. Los quirófanos no deben tener esquinas, deben ser redondas lo mismo que el piso para eliminar la acumulación de polvo y facilitar la limpieza. El agua de los vertederos de los quirófanos tendrá luces ultravioletas para esterilizar el agua.

## FACULTAD DE CIENCIAS DE LA SALUD

El ingreso de alumnos a la Facultad de Ciencias de la Salud dependerá de sus grados académicos, para aceptar los mejores bachilleres de colegios que tengan estudios encaminados a las ciencias.

La educación debe ser gratuita, subvencionada por el Canal de Colombia. Los estudiantes deberán firmar un convenio para trabajar en el Departamento del Chocó por el mismo número de años de sus estudios. El número de estudiantes será limitado para las necesidades del Departamento del Chocó.

Los Profesores serán escogidos por concurso teniendo en cuenta su formación académica y serán remunerados en la misma forma que otras entidades similares. Estarán dedicados a la docencia y al ejercicio profesional dentro del Hospital de tiempo completo y dedicación exclusiva.

La Escuela de Parteras es de la mayor importancia para reducir la mortalidad materna cuyas cifras son las más altas del hemisferio Occidental, comparables solo con algunos países del África como Ruanda.

Se buscará crear una Escuela de post grado para formación de especialistas en diversas ramas de la medicina, y un Instituto de Investigaciones dedicado a solucionar los problemas de salud del Chocó.

**DESARROLLO INDUSTRIAL DE ELEMENTOS HOSPITALARIOS**

La fábrica de equipos hospitalarios podrá estar integrada con el SENA para producir todo lo necesario para el Hospital, incluyendo materiales básicos como gasas, máscaras, uniformes, batas de cirugía, sábanas, toallas, guantes, etc.

Se necesita formar Químicos farmacéuticos para la fábrica de productos genéricos y la fábrica de antibióticos que se podrían hacer con fermentación de banano, planta muy abundante en el Chocó.

**INSTITUTO DE INVESTIGACIONES**

El área de investigaciones estará dedicada a las enfermedades prevalentes en el Chocó. Prioritariamente es necesario buscar los elementos nutritivos autóctonos con el mayor valor alimenticio para acabar con las enfermedades carenciales y la malnutrición infantil que afectan al Departamento. Se necesitará buscar vacunas para la malaria, el dengue y producir sueros antiofídicos.

El Departamento de Inmunología buscará la transferencia de métodos de Ingeniería Genética de tratamiento y curación de la

**Anemia de células falciformes, una enfermedad prevalente en las comunidades Afrodescendientes.**

**Diseñarán sistemas actuales de diagnóstico usando las técnicas más modernas.**
**El Departamento de Ingeniería Biomédica diseñará y construirá los equipos necesarios para el ejercicio profesional.**

**Servicios para mujeres embarazadas:**

- **Exámen de Embarazo.**
- **Consejería y servicios de salud mental.**
- **Recursos: sabanas, cobijas, ropa, pañales, comida.**
- **Intervención de Crisis: Un sitio seguro para madres y bebés.**
- **Educación: Clases para aprender cómo educar a los hijos.**
- **Ayuda financiera y Bancos de alimentos.**
- **Vivienda: Soluciones a corto y largo plazo.**
- **Asistencia legal: Agencias disponibles para ayudar.**
- **Cuidado médico y dental: servicios de referencia disponibles.**
- **Apoyo a personas escapando de una situación, desplazadas.**
- **Grupos de Apoyo: para diferentes necesidades desde lactancia materna, violencia doméstica, abuso físico y emocional.**
- **Adopciones.**
- **Alcohol y drogas**

## COMO FINANCIAR LA SALUD EN CHOCO.

### El Tesoro del Chocó

El Departamento del Chocó tiene un tesoro oculto que no ha tenido el apoyo político que se merece. Chocó, siendo el único departamento de Colombia, que tiene costas en los dos océanos, no ha explorado esta posibilidad de contribuir a la economía del país con millones de divisas.

La Zona del Canal de Colombia pertenece por Ley 70 de 1993 a los Consejos Comunitarios Afrocolombianos.

La ruta 25 fue descubierta en 1855 en la quinta expedición patrocinada por el Banquero de Wall Street Frederick M. Kelley. En 1858 el Presidente de EEUU James Buchanan envió una segunda misión para confirmar los hallazgos. El informe del comandante Michler llegó al Congreso de los EEUU en 1871 cuando estalló la Guerra Civil de ese país.

En 1876 pasado el conflicto, el Congreso Estadinense ordenó al Almirante Davis recopilar la información sobre el Canal y así se hizo. En 1949 El Presidente Harry S. Truman firmó la Ley 280 por la cual se ordenó al Gobernador de la zona del Canal de Panamá hacer todos los estudios del Canal Atrato-Truandó.

Se constituyó una Comisión Colombo-Americana en la cual participó el Mayor de Ingenieros Militares de Colombia Luis Laverde Goubert. Poco después en su tesis de ascenso a coronel, escribió el "Estudio de Prefactibilidad del Canal" en la Escuela Superior de Guerra. La tesis mereció el Premio Lorenzo Codazzi de la Sociedad Colombiana de Ingenieros en 1956.

En 1970 la Comisión del Canal Interoceánico de los Estados Unidos creada por Ley de ese país, estudió en detalle 30 sitios posibles para construir la vía interoceánica. Los resultados se publicaron en Washington en 7 Volúmenes. La Comisión concluyó que el único sitio en donde se puede construir un Canal a nivel del mar es la ruta 25 o sea la vía Atrato-Truandó.

En 1984 el Senador Chocano Daniel Palacios Martínez, fue ponente de la Ley 53 cuyo artículo 1º ordenó la construcción del Canal Atrato-Truandó.
Esta ley no se ha cumplido hasta el momento.

En el año 2012 RCN dió la noticia mencionada anteriormente, que los niños en el Chocó entre 5 y 10 años se suicidaban por hambre. Como esto es totalmente aberrante y absurdo dedicamos todos los esfuerzos de la Fundación Sembrando
Futuros para investigar y conseguir una solución al grave problema.

Conseguimos más de 200 referencias. En 2020 publicamos dos libros en castellano y en inglés sobre el Canal de Colombia.

RCN nos entrevistó en dos ocasiones en 2022, cuando informamos al país sobre el Proyecto del Canal de Colombia, de los beneficios que puede traer al Chocó que se debate en una guerra continua desde hace más de medio siglo. Una de las causas de la crisis humanitaria que sufre el Departamento es el desempleo del 64%, denunciada en varias ocasiones por los Obispos del Chocó. No hay trabajo y eso genera crimen de todas clases. En los últimos diez años han asesinado a más de 1.000 personas en Chocó. Una revolución continua.

La falta de liderazgo y la amaurosis de gobiernos anteriores que tenían abandonado al Chocó es abrumadora. Nadie ha pensado que el Canal de Colombia puede permitir el paso de 50 Buques Ultra Grandes de Contenedores cada 24 horas. Cada buque paga un peaje de US$55 dólares por contenedor. ¡Considerando que cada buque lleva hasta 25.000 contenedores, los ingresos brutos serán del orden de los cinco millones de dólares diarios!

No entendemos por qué no hay un líder que haya puesto a la gente del Chocó a trabajar para hacer el Canal de Colombia. Con las técnicas actuales y con el uso de Laser de alta potencia se puede cortar la parte más baja de la Serranía de Baudó por una distancia de tres millas como lo aconsejaron hace 167 años los descubridores de la ruta.

Se necesita que este Gobierno radique una Ley para reemplazar la Ley 53 de 1984, incluya el Canal dentro del Plan Nacional de Desarrollo y en el Plan Vial.

Hay dos ofertas de dos compañías extranjeras que tienen anteproyectos y desean financiarlas con recursos foráneos. La deuda se puede pagar en 30 años y con el producto de los ingresos se puede cambiar la imagen del Chocó, desarrollar la industria, salud, educación y poner al Chocó en el mapa internacional como una de las grandes maravillas del mundo.

## 23. TELEMEDICINA

En diciembre de 1969 pasando las vacaciones de Navidad en la Guajira tuve que atender a una mujer indígena, multípara, con embarazo de 9 meses quien estaba sangrando. Como Neurocirujano no tenía más experiencia en partos que la recibida en la cátedra de la Universidad Nacional de Colombia. Recordé que el diagnóstico era Placenta Previa y preparé diez donantes de sangre para estar prevenidos para el parto que estaba inminente. Pensaba en la posibilidad de hacer una operación Cesárea.

Llamé por radioteléfono a mi amigo y mi antiguo Profesor de Obstetricia Dr. Hernando Amaya quien me ayudó en todo momento, durante el parto, dándome instrucciones. Dijo que podía ser una placenta marginal y que el parto que venía en presentación de pelvis podría ser normal. Con la colaboración del médico rural atendimos el parto, sin anestesia, y gracias a Dios todo salió bien.

A mi regreso a Bogotá, pedí una cita con el Ministro de Salud y le relaté el caso, para ver si era posible colocar radioteléfonos en todos los puestos de salud de Colombia. Le pareció una magnífica idea, pero no hizo nada.

Con el progreso de la tecnología aparecieron los computadores y la situación ha cambiado. Telemedicina es el diagnóstico a través de una video conferencia con un equipo especial en el lado del paciente, que permite visualizarlo, tomar la Presión Arterial, Pulso, Oximetría, Electrocardiograma y evaluación de la Glucosa sanguínea. Del lado opuesto, a distancia se encuentra el médico en un servicio de urgencia de 24 horas, siete días a la semana para atender casos remotos. Sus funciones son: hacer el diagnóstico, recomendar el tratamiento o el traslado a un centro hospitalario.

En las zonas remotas a los centros de salud deben tener estos equipos y la facilidad para aterrizar un dirigible en un campo relativamente pequeño. Esto es ideal para el Chocó, la Guajira, los Llanos Orientales y la Amazonía por los lugares donde no hay aeródromos ni aeropuertos.

El avance en la Telemedicina ha aumentado hoy en día debido al desarrollo tecnológico en la última década. La medicina está ayudando a abordar la escasez crónica y creciente en la cobertura de médicos especialistas, en zonas rurales donde no hay acceso a médicos ni servicios de salud. Los Tele médicos están salvando vidas, reduciendo las tasas de mortalidad hasta en 30 por ciento y la duración de la estadía en las unidades de cuidados intensivos (UCI) son reducidas hasta por tres días, cuando estas UCI están administradas por Tele médicos certificados por la Junta de Cuidados Intensivos.

Los servicios de Telemedicina se efectúan a través de internet, mediante el cual enfermeras y personal paramédico reciben las órdenes de médicos y efectúan los exámenes o procedimientos necesarios. Los Tele médicos al obtener los resultados, pueden efectuar el diagnóstico y dictar el tratamiento del paciente.
Los servicios que pueden ser ofrecidos por Telemedicina incluyen:

- Medidas rutinarias y avanzadas.
- Monitoreo de azúcar en la sangre.
- Reposición de electrolitos.
- Reposición de potasio.
- Códigos.
- Órdenes de líneas invasivas como intubaciones y líneas arteriales.
- Todas las órdenes, revisiones, consultas proactivas y reactivas (y hablar con las familias para discutir la situación).
- Prescripción de medicinas, contactar a la farmacia para Enviar la medicina a la dirección del paciente.

En resumen:
- La Telemedicina brinda atención a pacientes hospitalizados las 24 horas del día, los 7 días de la semana en entornos donde los médicos "en persona" no están

disponibles, lo que resuelve los desafíos de reclutamiento y retención que enfrentan muchos de los hospitales de hoy.

- **Telemedicina se conecta con hospitales, médicos y pacientes y realizan turnos desde los hospitales más pequeños hasta los más grandes.**

- **Los médicos virtuales son certificados por la Junta en las siguientes áreas:**
  - **Laboratorios de revisión.**
  - **Revisión de imágenes.**
  - **Realización de cobertura cruzada.**
  - **Realizar admisiones.**
  - **Recibir llamadas clínicas desde las camas del piso médico.**
  - **Pedidos de exámenes de Glucosa.**
  - **Reposición de electrolitos.**

**Telemedicina cuenta con médicos experimentados en muchas especialidades, las cuales incluyen Neurología, Psiquiatría, Neumología, Enfermedad infecciosa, Medicina del sueño, Nefrología, y Endocrinología entre otras.**

## TELENEUROLOGIA:

Los Tele neurólogos brindan neurología de manera virtual realizando sus consultas como si estuvieran trabajando junto a la cama del paciente, lo que les permite recibir la atención especializada remota que necesitan y reducir los tiempos de espera. Cada cliente del sistema hospitalario tiene un pequeño grupo dedicado de tele neurólogos que provee:

- Cobertura de neurología para pacientes hospitalizados
- Responder a las llamadas de accidentes cerebrovasculares
- Administrar TPA
- Leer electrocardiogramas
- Comunicarse con pacientes y familiares

El objetivo de la Telemedicina es brindar el más alto nivel de atención a los pacientes, y reducir el tiempo de estadía en los hospitales o centros de salud.

**Referencias:**
http://www.remoteicu.com
**Clínica de Especialistas Reina Virgen María**

## 24. EPILOGO

Durante mi carrera he conocido muchos hospitales empezando por el San Juan de Dios en Bogotá en el edificio viejo y luego en el nuevo en 1955 en cuyo servicio de urgencias realicé mis primeras intervenciones de Neurocirugía. En Nueva York trabajé en el Hospital Presbiteriano de la Universidad de Columbia y en el Instituto Neurológico de Nueva York 1957. Al año siguiente trabajé en el Hospital Bellevue de la Universidad de Nueva York (NYU) en 1959 y 1960 y fui jefe de residentes del Hospital San Vicente, en la misma ciudad. Al retornar a Colombia en 1961, inicié el Servicio de Neurocirugía en el Hospital Infantil Lorencita Villegas de Santos. Un año más tarde me uní al Hospital Militar Central done permanecí hasta 1966 cuando empezamos el Instituto Neurológico de Colombia. Luego de 20 años como Director del Instituto, renuncié a mi cargo el 3 de abril de 1987. Al día siguiente viajé a Santo Tomás en las Islas Vírgenes de Estados Unidos en donde laboré un año. Obtuve mi licencia para practicar en el Estado de la Florida y empecé mis actividades en el Hospital de la Universidad de Miami, en 1989. Abrí mi consultorio de practica privada en Fort Lauderdale y en el Hospital Holy Cross donde presté mis servicios médicos hasta 1997.

**Vivo en el centro del Estado de la Florida en Estados Unidos en un condado o municipio que tiene 262.585 km2 y 612.202 habitantes. Por razones de salud, recientemente he sido admitido en cinco hospitales de III y IV Nivel cada uno con mil camas. El servicio de urgencias tiene personal de médicos y enfermeras y todos los elementos necesarios para tratar a cualquier enfermo que llega a solicitar los servicios, sin poder negar la entrada a quien los solicite.**

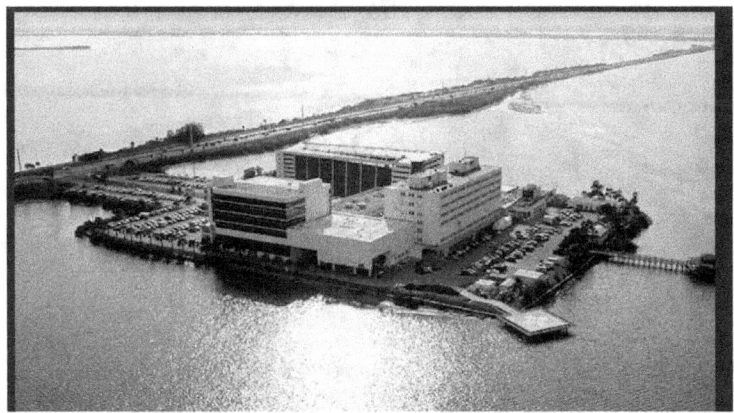

**Hospital de Cabo Cañaveral, Florida**

Cuando no se pude solucionar el problema o se necesita hospitalizar al enfermo todas las habitaciones son individuales, excepto en el Hospital más antiguo en donde hay dos camas en cada cuarto. Todo el hospital tiene aire acondicionado, en el más antiguo el ruido de los ventiladores es alto, en los más modernos es silencioso.

Toda la atención medica es de primera calidad, las enfermeras y auxiliares realizan su trabajo impecable con la ayuda de computadores. Para evitar errores, cada enfermo tiene una pulsera con su nombre y fecha de nacimiento, que revisan y preguntan cada vez que administran drogas o examinan los signos vitales es decir la presión arterial, pulso, y temperatura. También preguntan estos datos de identificación cuando distribuyen las comidas.

Todo el Hospital tiene la mayor limpieza, los pisos brillan, los médicos y enfermeras usan guantes desechables cada vez que tocan un paciente. Los quirófanos son amplios dotados de toda clase de monitores, lo mismo que las unidas de Cuidado Intensivo.

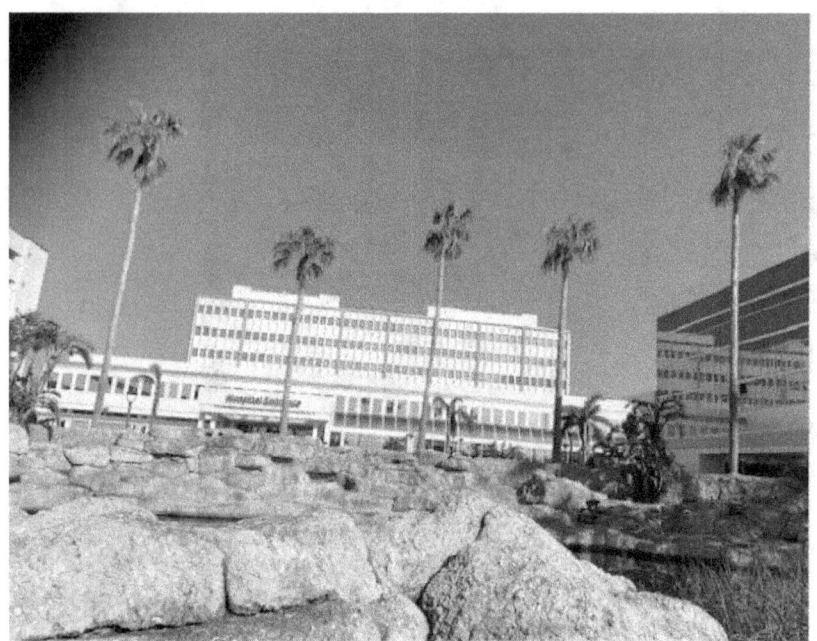

**Hospital de Rockledge, Florida.**

**El monitoreo continuo de los enfermos con problemas cardiacos es telemétrico, las enfermeras están vigilando las pantallas en donde salen las señales del Electrocardiograma de cada enfermo, en el cuarto y en la estación de enfermeras.**
**Todas las camas tienen colchones o cubrecamas con compartimentos de aire que se inflan y desinflan en forma alternativa para evitar daño de la piel o úlceras de decúbito.**

La Salud en Chocó, Colombia. ¡Una Prioridad Nacional!

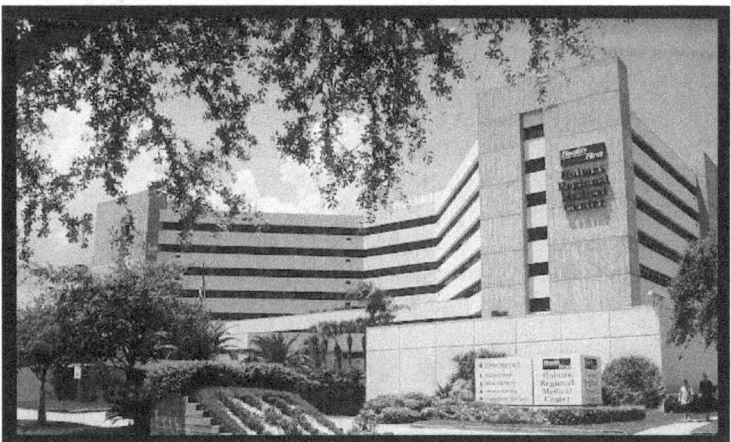

**Hospital Holmes, Florida**

Cada enfermo tiene un aparato de televisión con parlante en el mango que se usan para llamar a la enfermera, prender o apagar la luz de la habitación. En los enfermos con riegos de caídas hay una sábana de alarma que suena cuando el paciente se levanta, avisando así a las enfermeras.

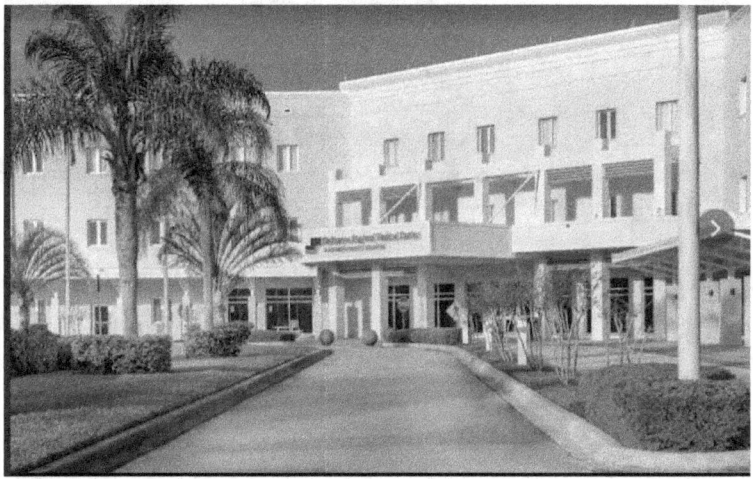

**Hospital Stewart, Florida**

Son nuestros deseos y rogamos a Dios por que algún día el Departamento del Chocó tenga un Hospital en cada uno de los 31 Municipios que lo integran. Además de la infraestructura, la dotación lo más importante son los médicos, las enfermeras y el personal paramédico. Para esto se necesita dedicar por lo menos a un 20% de los ingresos netos del Canal de Colombia a la Salud, y otro tanto a la educación. Se necesita cambiar el pensum de bachillerato para enfocarlo a las ciencias médicas, a la biología, química a las ciencias exactas y enseñar inglés desde temprana edad porque el Canal será una vía internacional y el inglés será necesario para comunicarse con todos los países del mundo.

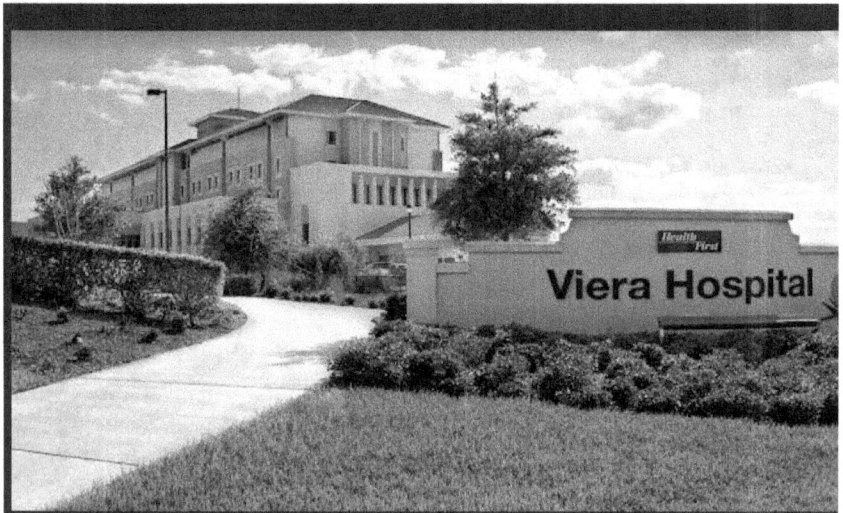

Hospital Viera, Florida

A mayor Gloria de Dios,

Jaime Gómez González, MD.

## 25. BIBLIOGRAFIA

Acuna C, Cuero C, Espitia K, et al: Anemia Drepanocítica y Situación en Colombia, Revisión Universidad Colegio Mayor de Cundinamarca, a POHEMA, una fundación encargada de la atención de los niños con anemia falciforme: <2242-Texto del artículo-6196-1-10-20180314.pdf>

Aguilar, F.C. Colombia en presencia de las naciones Hispanoamericanas. Imperio I, Borda Bogotá 1884.

Agudelo-Flórez, P., Restrepo, B.N. y Palacio, L.G. Conocimiento y Prácticas sobre Teniasis-cisticercosis en una Comunidad Colombiana (Andagoya, Chocó), 2008.

Agudelo-Flórez P, Palacio LG. Prevalencia de anticuerpos para Taenia solium en humanos y cerdos en una zona endémica colombiana. Rev Neurol 2003; 36:706-709.

Angulo de, Andrea, 700 Indígenas envenenados por Mercurio Asediados por el mercurio en el Chocó en el rio San Juan, Revista Semana 2020
https://especiales.semana.com/el-mercurio-envenena-indigenas-del-bajo-san-juan-por-mineria-ilegal/index.html

Arango C, Concha M, Zaninovic V, Corral R, Biojó R, Borrero I, Rodgers-Johnson P, Mora C, Garruto RM, Gibbs CJ Jr, et al. Epidemiology of tropical spastic paraparesis in Colombia and associated HTLV-I infection. Ann Neurol. 1988;23 Suppl: S161-5. doi: 10.1002/ana.410230736.

Arciniegas, G. Santa María la Antigua del Darién. Archivo, El Tiempo, 25 mayo, 1995.

Badillo, R., Mantilla, J.C., Pradilla, G. Encefalitis Rábica Humana por Mordedura de Murciélago en un Area Urbana de Colombia. Biomédica, 2009; 29:191-203

Baldwin, C.G. https://nuevochoco.blogspot.com/

Baldwin, C.G. https://sowingseeds4future.com/

Banco de Alimentos de Colombia: Las muertes en menores de 5 años de edad son por desnutrición (bancodealimentos.org.co)

Beilke MA, In DR, Gravell M, Hamilton RS, Mora CA, Leon-Monzon M, Rodgers-Johnson PE, Gajdusek DC, Gibbs CJ Jr, Zaninovic V. In situ hybridization detection of HTLV-I RNA in peripheral blood mononuclear cells of TSP/HAM patients and their spouses. J Med Virol. 1991 Jan;33(1):64-71. doi: 10.1002/jmv.1890330113.

Bonet Navarro, J. ¿Por qué es pobre el Chocó?

Boletín epidemiológico de la semana 45 de 2021 en Colombia [Internet]. Available from:https://www.minsalud.gov.co/salud/Paginas/BOLETINESEPIDEMIOL%C3%93GICOS.aspx

Bustamante, G. (dir), Caicedo Cabrera, SM. Nutrición y desarrollo, Tesis (Médico), Universidad San Francisco de Quito, Colegio de Ciencias de la Salud; Quito, Ecuador, 2016
http://repositorio.usfq.edu.ec/handle/23000/6183

Capera Figueroa, J.J. "Pensar la paz con un sistema de salud a medias es la muestra de los vacíos que tiene el actual momento del postconflicto o en la nación" 2017. Las2Orillas.co

Cárdenas Torres, G., Castillo Salgado, C., Gutiérrez Araujo, R. Salud efectiva para pueblos dispersos.
**MODELO DE ATENCIÓN EN SALUD DEPARTAMENTO DEL CHOCÓ COLOMBIA**
https://www.paho.org/col/

Cardona Castro, R.M. La Enfermería en el Departamento del Chocó: Historia y acontecimientos notables. Universidad Tecnológica del Chocó, 2015.

CDC https://www.cdc.gov/dengue/es/about/index.html

Chocó, el departamento sin salud — Colombia Plural
https://revistas.unal.edu.co

Choco7dias: https://choco7dias.com/jurado-72-casos-de-paludismo-en.../
Juradó: 72 casos de paludismo en comunidades indígenas.

Colombia confirma su primer caso de COVID-19 [Internet]. [cited 2021 Nov 29]. Available from: https://www.minsalud.gov.co/Paginas/Colombia-confirma-su-primer-caso-de-COVID-19.aspx

Conferencia Episcopal de Colombia, Junio 4, 2022

Obispos del Chocó ilustran al Papa Francisco sobre crisis humanitaria del departamento | Conferencia Episcopal de Colombia (cec.org.co)

Cuevas, E.L., Coronado, L. INFORME DEL EVENTO MORTALIDAD MATERNA, HASTA EL PERIODO EPIDEMIOLÓGICO IX, Colombia, 2014. Instituto Nacional de la Salud, Proceso Vigilancia y Análisis del Riesgo en Salud Pública.

Chen Y, Liu Q, Guo D. Emerging coronaviruses: Genome structure, replication, and pathogenesis. J Med Virol. 2020;92(4):418–23.

Del Brutto OH, Del Brutto VJ. Neurological complications of venomous snake bites: a review. Acta Neurol Scand [Internet]. 2012 Jun [cited 2022 May 2];125(6):363–72. Available from: https://pubmed.ncbi.nlm.nih.gov/21999367

Departamento Administrativo Nacional de Estadistica (DANE), Consulta CUBO SISPRO Estadísticas Vitales

Deborah M. Thurtle-Schmidt Te-Wen Londer graduates: Molecular biology at the cutting edge: A review on CRISPR/CAS9 gene editing for undergraduates Biochemistry and Molecular ..., 2018 - https://doi.org/10.1002/bmb.21108

Diagnostic and Statistical Manual of Mental Disorders. DSM III-R, Published by the American Psychiatric Association, Washington, DC, 1987.

Diagnostic and Statistical Manual of Mental Disorders. DSM V-R, Published by the American Psychiatric Association, Washington, DC, 2013

**DIRIGIBLES, VEHÍCULO LIMPIO Y BARATO** – Archivo Digital ...
www.eltiempo.com > documento > MAM-880890
www.eltiempo.com > documento > MAM-880890

Escobar E. La rabia transmitida por vampiros. Biomédica. 2004; 24:231-6.

Escobar E. La rabia: crónica de una experiencia. Medicina. 2005;27:249-55.

Fernández García, JA Indios, negros y otros indeseables. Iberoamérica Social: Revista-red de estudios sociales, 2017, no VI, p. 163-16.

Fernández JA, Osorio L, Murillo O. Caracterización de la mortalidad por malaria en. Vol. 29, Biomédica. 2009.

Gaitán Orjuela, E. Grandes del Chocó: Desde Colón hasta hoy.

Gamarra Vergara, José R. Economía del departamento del Cauca, concentración de tierras y pobreza.

Gerente.com, 2021

Minsalud, comprometido con la salud mental de los colombianos

Gessaín A, Cassar O. Epidemiological aspects and world distribution of HTLV-1 infection. Vol. 3, Frontiers in Microbiology. Frontiers Research Foundation; 2012

Gómez, Antonio. Comunicación Personal. 2012, 2023.

Gómez, J.G. www.canatcol.com

Gómez, J.G. Enfermería Neurológica, Traducción al castellano del libro del Dr.
C.G. de Gutiérrez-Mahoney, Editorial Luz, Bogotá, 1962

Gómez, J. G. Resonancia Magnética Nuclear, Interamericana. McGrauw-Hill, Madrid, 228nális, 1991 ISBN: 84-7615-639-1

Gómez, J.G. Enfermería en Neurología y Neurocirugía, Instituto Neurológico de Colombia Bogotá, 1984.

Gómez, J.G., Briceño Iragorry L, Rabbi M, et al.: Diccionario Biográfico Medico Iberoamericano: Academia Nacional del Medicina, Venezuela, Caracas 2007
https://docs.google.com/file/d/0B3vuMjf-LjzDSVNwVlNxZUVRWDA/edit

Gómez, J.G. Historia de la Salud de San Andrés, Providencia y Santa Catalina,
Universidad Nacional de Colombia, 2007.
www.bdigital.unal.edu.co/42963/

Gómez, J.G. Bodas de Oro, Facultad de Medicina, Profesores Universidad Nacional de Colombia, 2005

Gómez, J.G. Bodas de Oro, Facultad de Medicina, Graduados 1955 Universidad Nacional de Colombia, 2005

Gómez, J.G., Moreno, J.A., Baldwin, C.G. El Canal de Colombia, Amazon 2020. ISBN 97811706453246
www.amazon.com

Gómez, J.G., Moreno, J.A., Baldwin, C.G. The Colombia Canal, Amazon 2020. ISBN 9781670084781

Gómez, J.G. Rimas del Chocó, Amazon 2019. ISBN 9781694104731 www.amazon.com

Gómez, J.G. GOMEZ, Amazon 2020, ISBN 9798601208956

Gómez, J.G. Lluvias Turbulentas, Las aspersiones contra los campesinos de Colombia" Amazon, 2020.
ISBN 9798650094227 www.amazon.com

Gómez Rodríguez, Jesús Antonio Dr. Comunicación Personal.

Guhl Nannetti, E. IC, Director Instituto Quinaxi 31 de enero 1999

Hospital Local Ismael Roldan Valencia

https://www.areandina.edu.co

https://www.minsalud.gov.co/

https://noticias.canalrcn.com/nacional/tras-meses-sin-salario-y-contagiarse-con-covid-19-medico-murio-en-Chocó-358964

https://www.notiriosucio.com/2022/11/medico-atendio-de-manera-gratuita-mas-de-280-ninos-en-quibdo/

https://telemedellin.tv/homenaje-medico-asesinado-leon-xiii/540015/

http://www.remoteicu.com

¨Indígenas asesinados por el Mercurio en el Chocó¨
Semana https://especiales.semana.com/el-mercurio-envenena-indigenas-del-bajo-san-juan-por-mineria-ilegal/

https://www.minsalud.gov.co/Regiones/Paginas/Choco-11-de-abril-de-2020---Hoy-11-de-abril-el-Instituto-Nacional-de-Salud-confirma-el-primer.aspx

Instituto Nacional de Salud. Rabia. Guía práctica para la atención de personas agredidas por un animal potencialmente transmisor de rabia. Serie de notas e informes técnicos No. 4. Sexta Edición. Bogotá: Instituto Nacional de Salud; 2002.

Jaimes, Luz Amparo, Gerente.com, 2021

Londoño, ASR., Rodas, V.D. Conocimientos, prácticas y actitudes sobre la malaria en el municipio de Lloró, Chocó, Colombia Archivos Medicina 2019;19(2): -
revistasum.umanizales.edu.co

 Archivos   Vol. (2019;19(2): :291-302. http://revistasum.umanizales.edu.co/ojs/index.php/archivosmedicina/article/view/3293

McKhann G 2nd, Gibbs CJ Jr, Mora CA, Rodgers-Johnson PE, Liberski PP, Gdula WJ, Zaninovic V. Isolation and characterization of HTLV-I from symptomatic family members with tropical spastic paraparesis (HTLV-I encephalomyeloneuropathy). J Infect Dis. 1989 Sep;160(3):371-9. doi: 10.1093/infdis/160.3.371.

Misnaza Castrillón S. P. Drepanocitosis en Colombia: análisis de la notificación como enfermedad huérfana o rara al sistema de vigilancia en salud pública, 2016 y 2017; 23 (1):1 – 13 Disponible en: http://www.ins.gov.co/ buscador-eventos/IQEN/IQEN%20vol%2023%202018%20num%2001.pdf
x

Monterrosa Castro, A: Los 231nálisi Anatomismas del Caribe Colombiano.
https://m.eluniversal.com.co/blogs/grupo-de-investigacion-salud-de-la-mujer/el-ultimo-anatomista-del-caribe-colombiano, 2016

Monterrosa, Castro A: Los 231nálisi Anatomismas del Caribe Colombiano
https://m.eluniversal.com.co/blogs/grupo-de-investigacion-salud-de-la-mujer/el-ultimo-anatomista-del-caribe-colombiano, 2016 https://m.eluniversal.com.co/blogs/grupo-de-investigacion-salud-de-la-mujer/el-ultimo-anatomista-del-caribe-colombiano

Moreno, N., Agudelo-Flórez, P. Aplicación de las pruebas de PCR convencional simple y múltiple para la identificación de aislamientos de Leptospira spp. en Colombia. Rev. Perú. Med. Exp. Salud Pública [online]. 2010, vol.27, n.4, pp.548-556. ISSN 1726-4634.

Mosquera, J.B. Nuestros Hombres, Revista "El Chocó", octubre, 1918

Mosquera Moreno, L. M. Partería Ancestral en el Chocó.

Murillo Londoño, A. Apóstoles Chocoanos de la Medicina en Quibdó. Mis memorias. (Parte II). El Manduco, agosto 31, 2021 https://elmanduco.com.co/2021/08/31/apostoles-Chocóanos-de-la-medicina-en-Quibdó-mis-memorias-por-americo-murillo-londono-ii-parte/

Murillo-Palacios OL, Pedroza C, Bolaños C, Toro E del, Cubillos J, Chaparro P, et al. Complicated malaria in Chocó: Clinical findings and data comparison with the monitoring system. Revista de Salud Pública. 2018 Jan 1;20(1):73–81.

Olave V, L.E. "Arruinados, abandonados e infectados: así están los médicos del Chocó" Las2orillas | abril 12, 2020.

Olivera, MJ., Guerra, AP., Cortes, LJ., Horth, RZ., Padilla, J., Yurgaky, W., et al. Artemether–Lumefantrine Efficacy for the Treatment of Uncomplicated Plasmodium falciparum Malaria in Choco, Colombia after 8 Years as First-Line Treatment, The American Journal of Tropical Medicine and Hygiene, v102 n5 (20200506): 1056-1063.

Padilla JC, Lizarazo E, Murillo OL, Mendigaña FA, Pachón E, Vera MJ. Transmisión de las ETV en Colombia, 1990-2016 ARTÍCULO ORIGINAL. Biomédica. 2017;37(2):27–40.

Palacios-Torres Y, Caballero-Gallardo K... - Chemosphere Mercury pollution by gold mining in a global biodiversity hotspot, the Chocó biogeographic region, Colombia Chemosphere, 2018 PDF] researchgate.net

Perea, A.S., Mosquera, F., Padilla, M.F., Jordan, S.M.,Chocó7dias.com https://consonante.org/noticia/el-hospital-san-jose-tiene-una-nueva-gerente-y-otras-noticias-importantes-de-la-semana-en-tado

Pérez Cárdenas, J.E.: Comunicación personal, 2020.

Pérez-Gutiérrez N., Amador-Leónab P.A.: Dengue: actualidades y estándares en el manejo clínico. Revisión de tema, Acta Colombiana de Cuidado Intensivo
2020 https://www.sciencedirect.com/science/article/abs/pii/S0122726220300410

Pérez V., Gerson, J. Historia, geografía y puerto como determinantes de la situación social de Buenaventura.

**Phillips MA, Burrows JN, Manyando C, van Huijsduijnen RH, van Voorhis WC, Wells TNC. Malaria. Nature Reviews Disease Primers. 2017 Aug 3;3.**

**Pinto LF, Cuéllar F, Maya LM, et al: Anemia de células falciformes en adultos. Estudio clínico de 51 pacientes tratados en el Hospital Universitario San Vicente de Paul, Acta Médica Colombiana Vol. 16 N° 6 – Noviembre-Diciembre – 1991.**

**Restrepo BN, Piedrahita LD, Agudelo IY, Marín K, Ramírez R. Dengue infection: A common cause of febrile syndrome in patients from Quibdó, Chocó, Colombia. Biomédica [Internet]. 2015 Mar ;35(1):131–7.**

**Restrepo BN; Piedrahita LD; Agudelo IY, y cols:Infección por dengue: una causa frecuente de síndrome febril en pacientes de Quibdó, Chocó, Colombia
Biomédica 2016:36 (3): 438-446
<https://doi.org/10.7705/biomedica.v35i1.2345>**

**Rivas Lara, C. Grabación sobre Santa María de la Antigua del Daríen.**

**Rodríguez, N. (2020). Impacto de la política pública de salud dirigida a contrarrestar el dengue en Colombia, periodo 2010 – 2018. Obtenido de
https://repository.unad.edu.co/handle/10596/36251**

**Rosero MJ, Bermúdez AJ: [PDF] Análisis de hemoglobinopatías en regiones afrocolombianas usando muestras de sangre seca de cordón umbilical Acta Medica Colombiana, 2012 – scielo.org.co, www.unilibrecali.edu.co/.../drepanocitosis%20en%20e...**

**Ruiz, N. J. R. (2017). Las mortalidades por desnutrición, una realidad que violenta los derechos humanos. Colombia 2003-2012. Anais, 1-29.**

**Ruiz MAJ: Drepanocitosis en embarazo, crisis vaso oclusivas, hidroxiurea ... en Colombia no hay estudios ... departamentos de Chocó, Antioquia y Valle .**

Sachs, J.  El Final de la Pobreza.  Posibilidades Económicas de Nuestro Tiempo.
Penguin Books, 2006.

Sánchez Duque, NS, Medina Hernández, VP: Reporte Descriptivo de Noticias Sobre Desnutrición de Niños y Niñas Indígenas en el Diario El Tiempo entre 1990 a 2015. Tesis UDFJC, Bogotá  1917
http://hdl.handle.net/11349/4266

Sánchez, E., Aguilar, S., Mosquera, Y., et al: ...Prevalencia de hemoglobinopatía S y perfil hematológico de individuos con malaria, Quibdó-Chocó, 2011 MEDICINA & LABORATORIO 2012;18(5-6): 239-351

Saldarriaga Quintero, J.A.  Fotografías: Un viaje al centro de la miseria en el Chocó. Editorial: Cali, El País, 2007.

Salehi S, Abedi A, Balakrishnan S, Gholamrezanezhad A. Coronavirus Disease 2019 (COVID-19): A Systematic Review of Imaging Findings in 919 Patients. AJR Am J Roentgenol. 2020 Jul;215(1):87-93.

Sarlet Gerkem, A.M. Currículo de Enfermería Unión Europea, U. de Murcia, España.
https://www.um.es/socrates/Formacion_matronas.htm

Sathyamangalam Swaminathana,*, Navin Khannaa: Dengue vaccine development: Global and Indian scenarios
Sathyamangalam Swaminathana,*, Navin Khannaa,b,**
International Journal
of Infectious Diseases 2019;   84z(S80-S86,)
https://www.ijidonline.com/article/S1201-9712(19)30040-2/pdf

Schiess, N., Villabona-Rueda, A., Cottier, K.E. et al. Pathophysiology and neurologic sequelae of cerebral malaria. Malar J 2020;19, 266

Semana epidemiológica 15 11 al 17 de abril de 2021 [Internet]. Available from: https://www.who.int/es/news

Sivigila.    PREVENCIÓN  Y  MANEJO  DE  ACCIDENTES  POR SERPIENTES VENENOSAS EN COLOMBIA.INS.

Situación de Salud (ASIS) con el modelo de los determinantes sociales de salud del departamento del Chocó publicado por la gobernación del Chocó en el año 2014.

Sobia Idrees and Usman A Ashfaq* RNAi: antiviral therapy against dengue virus Asian Pac J Trop Biomed. 2013 Mar; 3(3): 232—236.
https://www.ncbi.nlm.nih.gov/pmc/articles/PMC3631757/

Se debe acabar Chocó? Semana (Bogotá). – No. 1300 (Abril, 2007). – p. 30-31

Suárez Sanabria N, García Paz. CB: Implicaciones de la desnutrición en el desarrollo psicomotor de los menores de cinco años.
Rev. Chil. Nutr. [online]. 2017, vol.44, n.2 [citado 2017-12-09], pp.125-130. Disponible en:
<http://www.scielo.cl/scielo.php?script=sci_arttext&pid=S0717-75182017000200002&lng=es&nrm=iso>. ISSN 0717-7518.
http://dx.doi.org/10.4067/S0717-75182017000200002.

Taborda, L.C., Burgos, C., Téllez, J.E., Vásquez, R.A. Principios de Semiología Psiquiátrica. Colegio Mayor de Nuestra Señora del Rosario, Facultad de Medicina, Departamento de Psiquiatría, Bogotá,1977.

Tapan K., Jacob M., Baxter, R.
Chemically sterilizing mosquitoes to prevent malaria transmission, 2020 –
malariajournal.biomedcentral.com

Telemedicina: http://www.remoteicu.com

The Human Origin Project: www.thehumanoriginproject.com

Tobón, Yagari, M.P. (Editora) Minería: Estrategias del despojo en los pueblos indígenas del Chocó. Editorial: Chocó: Asociación de Cabildos Indígenas Wounaan, [fecha de publicación no identificada].

Tobón Yagari, M.P. El Chocó: una historia de saqueo y pobreza que se repite en manos de la megaminería y del Estado colombiano, 2010.

Tan, S.Y.,y Pettigrew, K. Singapore Med J. 2017 Apr; 58(4): 223–224.

J, García I, Figueroa G, Rico E, Sanabria J, Rocha N, et al. Brotes de rabia humana transmitida por vampiros en los municipios de Bajo y Alto Baudó, departamento del Chocó, Colombia 2004-2005. Biomédica. 2006;26:387-96.

Viloria de la Hoz, J. Economía del Departamento de Nariño, ruralidad y aislamiento geográfico.

Villegas ST, Velásquez, TL, Hernández, SJM. Tuberculosis en comunidades indígenas del Chocó, Colombia. **Análisis epidemiológico y perspectivas para disminuir su incidencia. Enf. Infec. Microbiol. 2018;38(4):104-114.**

**Weisman, A. Gaviotas, A Village to Reinvent the World. Vermont, Chelsea Green Publishing, 2008.**

**Wiersinga WJ, Rhodes A, Cheng AC, Peacock SJ, Prescott HC. Pathophysiology, Transmission, Diagnosis, and Treatment of Coronavirus Disease 2019 (COVID-19): A Review. JAMA. 2020 Aug 25;324(8):782-793.**

**Zaninovic V, Arango C, Biojo R, Mora C, Rodgers-Johnson P, Concha M, Corral R, Barreto P, Borrero I, Garruto RM, et al. Tropical spastic paraparesis in Colombia. Ann Neurol. 1988;23 Suppl: S127-32. doi: 10.1002/ana.410230730.**

**Zúñiga, P: Residente de Pediatría, Universidad del Rosario, Bogotá, Colombia. ... La enfermedad de células falciformes (ECF) o drepanocitosis es una ... Heterocigoto para Hemoglobina S y C (HbSC, HBS-β) u otras variantes de p hemoglobina.2018**

## 26. ANEXOS

### ANEXO 1

**CORRESPONDENCIA EN PRO DEL CHOCO**

A continuación, anotamos un extracto de la Conferencia Episcopal de Colombia
durante un encuentro con el Papa Francisco, el sábado 04 de junio, del 2022 el Obispo de Quibdó, monseñor Juan Carlos Barreto, dialogó con el Pontífice sobre la crisis humanitaria y la situación de derechos humanos que viven estos territorios del Chocó.

"En una carta leída al Papa por monseñor Juan Carlos Barreto Barreto, Obispo de Quibdó, y firmada también por los obispos Mario de Jesús Álvarez Gómez, de Istmina-Tadó, y Hugo Alberto Torres Marín, de Apartadó, se resalta la riqueza de estos territorios y los valores de sus habitantes, pero en contraste también se describe la dramática situación de conflicto en estos territorios azotados por la violencia".

"En medio de tantos valores, la población del Chocó vive una dramática crisis humanitaria y de derechos humanos que hace que el 64% de sus habitantes viva en la pobreza, y que hunde sus raíces en el abandono del Estado, el perverso accionar de los grupos armados, la débil implementación del Acuerdo de Paz y los intereses de diversos grupos económicos. El Pacífico Colombiano, al igual que otras regiones del país, se ha convertido en un escenario de guerra e ilegalidad que destruye la vida de personas y comunidades", subraya la misiva.

Conferencia Episcopal de Colombia, Junio 4, 2022

**ANEXO 2**

**Carta enviada por Jaime Gómez González, MD al Papa Francisco. Noviembre 12, 2022:**

"Obispos del Chocó ilustran al Papa Francisco sobre crisis humanitaria
del departamento".
https://www.cec.org.co/sistema-informativo/la-iglesia-en-colombia/obispos-del-Chocó-ilustran-al-papa-francisco-sobre

Lunes, 04/07/2022

**MENSAJE AL PAPA FRANCISCO**
papafrancisco80@vatican.va

Su Santidad,

Un humilde y respetuoso saludo.
Hoy me enteré de la Carta de los Obispos del Chocó del 7 de abril del presente año. En 2014 los Eminentes Obispos han reiterado su solicitud de ayuda para resolver el problema de la Crisis Humanitaria de ese Departamento de Colombia.

Su Santidad puede ayudarnos dando la orden a los Obispos y Párrocos de
los 30 Municipios del Chocó para que firme la petición al Presidente de
Colombia para que haga la paz, disminuya el desempleo del 64% haciendo
la obra más importante en Chocó, para Colombia y para el Comercio Mundial:
el Canal Interoceánico del Chocó, vía Atrato-Truandó.

Nos suscribimos como sus devotos servidores.

Jaime Gómez González, MD

## ANEXO 3

Petición al Presidente de Colombia Gustavo Petro

**Noviembre 15, 2022**

**Sr. Presidente de Colombia Gustavo Petro**

**PETICION**

Según la **CONSTITUCION DE LA REPUBLICA DE COLOMBIA 1991**, Artículo 22. "La paz es un derecho y un deber de obligatorio cumplimiento."

Artículo 23. "Toda persona tiene derecho a presentar peticiones respetuosas a las autoridades por motivos de interés general o particular y a obtener pronta resolución. El legislador podrá reglamentar su ejercicio ante organizaciones privadas para garantizar los derechos fundamentales."

**Respetuosamente nos permitimos solicitar:**

1. Incluir dentro de la ley del Proyecto Nacional de Desarrollo y en el Plan vial al Canal de Colombia vía Atrato-Truandó.

2. Reemplazar la Ley 53 de 1984 cuyo Artículo 1º ordenó la construcción del Canal de Colombia vía Atrato-Truandó.

3. Hacer la Paz en el Choco "**LAS VIDAS NEGRAS TAMBIEN VALEN.**"

Respetuosamente,

Jaime Gómez González, MD
Jimgom2020@gmail.com

**ANEXO 4**

Noviembre 15, 2022

Don Leopoldino Perea
Presidente Canatcol, AP
Quibdó, Chocó
Colombia

Don Leopoldino Perea:

Le adjunto la carta al Presidente de Colombia Gustavo Petro, incluyendo la siguiente petición.

La petición se debe hacer firmar por todos los miembros de Canatcol, por todos los Consejos Comunitarios y Cabildos indígenas. La UTCH, todos los alcaldes, todos los Obispos y los párrocos. Debe divulgarse por todos los periódicos.

Dios quiera que haya 500.000 firmas del Chocó para el 1 de Marzo de 2023.

Instrucciones:
- Necesitamos un millón de firmas.
- En una hoja de papel tamaño carta, por un solo lado se dejan dos centímetros en la parte superior para colocar el número. Después se hacen 25 líneas horizontales en tres columnas donde se anota:
1. Nombre en imprenta, 2. Número de Cédula 3. Firma

Dios os guarde,

Jaime Gómez Gonzalez, MD

## ANEXO 5

**PROYECTO DE LEY POR EL CUAL SE ORDENA LA CONSTRUCCION DEL CANAL DE COLOMBIA Y SE DICTAN OTRAS DISPOSICIONES:**

EL CONGRESO DE LA REPUBLICA DE COLOMBIA DECRETA:

**ARTICULO PRIMERO:** SE ORDENA A LOS INGENIEROS MILITARES DE COLOMBIA: LA CONSTRUCCION DEL CANAL INTEROCEANICO ENTRE COREDO 6.93 -77.65 y UNGUIA 8.25-76.98.

**PARRAFO PRIMERO:** Reconocer a la Asociación Privada Canal Atrato-Truandó Colombia (CANATCOL, AP, NIT No N900 93385-1), establecida de acuerdo con la ley 1508/2012 e integrada por los propietarios de la Zona del Canal: Consejos Comunitarios Afrocolombianos de los municipios de Juradó, Riosucio, Unguía (Chocó) y Turbo (Antioquia). (Ley 70/1993).

**PARAGRAFO SEGUNDO:** Se ordena incluir el Canal de Colombia dentro del Plan Nacional de Desarrollo, el Plan Nacional Vial.

**ARTICULO SEGUNDO:** La obra del CANAL INTEROCEANICO DE COLOMBIA tendrá prioridad máxima como la obra de infraestructura más rentable que puede hacer Colombia.

**ARTICULO TERCERO:** Los préstamos que sean necesarios para la construcción del Canal tendrán la garantía del Estado a través de la Financiera de Desarrollo Nacional (FDN).

**ARTICULO CUARTO:** Se otorga exención de todos los impuestos para la construcción del Canal y por un lapso de diez años a todas las industrias que se establezcan en el territorio de la Zona del Canal de Colombia.

**ARTICULO QUINTO:** Se PROHIBE la exportación de mineral de platino en bruto y se exige la construcción de una refinería en el Departamento del Chocó controlada por el Banco de la República.

**ARTICULO SEXTO:** Imponer un impuesto del 70% sobre la explotación de los recursos naturales de la zona (Oro y Platino) del Canal de Colombia a las empresas multinacionales. Estos recursos estarán dedicados a la Construcción del Canal de Colombia a nivel del mar, al mantenimiento de dicho canal y al desarrollo socioeconómico de la Zona del Canal de Colombia.

**ARTICULO SEPTIMO:** Se prohíbe la destrucción de los equipos pesados confiscados a los mineros ilegales por las fuerzas armadas. Se ordena entregarlos, a los ingenieros militares para dedicarlos a la obra.

**ARTICULO OCTAVO:** Modificar el Escudo Nacional: El tercer cuartel con el Istmo de Panamá será reemplazado por el Canal de Colombia.

**ARTICULO NOVENO:** Se ordena al Ministerio de Transporte e Infraestructura elaborar el reglamento de esta ley en el término de 45 días. Esta ley regirá a partir de su publicación en el Diario Oficial.

**ARTICULO DECIMO:** Autorízase a los Ingenieros y constructores a rectificar el cauce del río Atrato: autorizar el paso del río Atrato a través del Parque Nacional de los Katíos y a canalizarlo en donde estimen conveniente.

**ARTICULO UNDECIMO:** Autorizase a CANATCOL, la Asociación Privada del Canal de Colombia, a talar los árboles de la Zona entre Coredó y Riosucio en una zona de 250 metros a cada lado de la línea del Canal. CANATCOL deberá reforestar las Zonas destruidas por los mineros ilegales en un lapso de 20 años.

**ARTICULO DECIMO TERCERO:** Autorízase a CANATCOL, la Asociación Privada del Canal de Colombia a construir un Centro Médico que incluirá: Hospital de III nivel, Facultad de Ciencias de la Salud, Escuelas de Medicina, Odontología, Biología, de Matronas, y Química Farmacéutica. También Instituto de Investigaciones Científicas, Fábrica de productos farmacéuticos genéricos, Fábrica de productos hospitalarios, Fabrica de antibióticos. Así mismo una Fábrica de Cemento en Cabo Tiburón.

**ARTICULO DECIMO CUARTO:** Esta ley prima sobre cualquier otra ley, decreto o disposición que le sea contraria, por tratarse de un proyecto de utilidad pública y la construcción deberá iniciarse en el término de 45 días después de obtener las licencias correspondientes. Se iniciará con una misión de Ingenieros Militares e Ingenieros Agroforestales para demarcar la ruta, hacer el inventario de la madera fina para venderla para financiar la primera etapa del proyecto.

**ARTICULO DECIMO QUINTO** Se ordena al Ministerio de Transporte e Infraestructura elaborar el reglamento de esta ley en el término de 45 días. Esta ley regirá a partir de su publicación en el Diario Oficial.

## 27. INDICE ALFABETICO.

Abadía Figueroa, Américo Dr. 169S
Anemia de células Falciformes, 59
Angel Arcos, Miguel Dr. 169
Angulo González, Rubén Darío Dr. 170
Arce Barrios, Rubén Darío, DDS. 170
Arias Menaderlin, Yadira DDS. 189
Arias Mosquera, Yesid Camilo DDS. 189
Asprilla Lozano, José Luis, Dr. 170
Atrato, Río. 13,21 86, 119, 194, 214
Bahía Solano, Hospital. 200
Barbosa Avendaño, Lascario, Dr. 171
Barbosa Avendaño, Lascario, Dr. Hospital, 197
Bechara Valencia, Matilde DDS Ortodoncia, 189
Bojayá, Hospital. 146
Cardona Castro, Ruby Mercedes 149
Castro Torrijos, Nestor, Dr. 171
Células falciformes, 59
Chocó Salud, Soneto. 7
Clínica Reina Sofia, Quibdó, 200
Conde Baldrich, Guido, DDS Maxilofacial, 189
Condoto, Hospital. 186
Congénitas, Enfermedades, 57
Córdoba Asprilla, Luis Augusto DDS, 189
Correa Baldosea, Miguel Angel, Dr. 171
Correa Trujillo, Diana Marcela DDS. 189
Cristancho Prada, Carlos Edinson DDS. 189
Curi Vergara, Nicolás Francisco, Dr.173
Currículo de Partería Unión Europea. 144
Chamat Murillo, Franklin, Dr. 172
Chaverra, Alexander DDS. 189
Chikunguña, 49, 69
De León Torres, Leonel, Dr. 173
Díaz Hernandez, Luis Felipe, Dr. 173
Díaz Paz, Luis Felipe, Dr. 173
Díaz García, Mario Eliécer, Dr. 173
Drepanocitosis, 8, 59, 233
Dueñas Aluma, Jesús Antonio, Dr. 174
Enfermedades Mentales, 97
Enfermería en el Chocó, Historia 149
Figueroa Meluk, Alfonso, Dr. 174
Figueroa Villa, Julio Dr. 174
Fundación Instituto Neurológico de Colombia, 201

Gómez Rodríguez, Jesús Antonio Dr. 175
González Couttin, Heliodoro Dr. 176
Herrera Mosquera, Lucina DDS. 189
Hoyos Urrutia, Harold Eder, Dr. 176
Hurtado Córdoba, Olga Patricia DDS. 189
Ismael Roldán Valencia Hospital, 164
Istmina Hospital, 190
Lascario Barbosa, Hospital Acandi, 197
Leishmaniasis, 54, 55
López Mosquera, Dissa Lenis DDS, 189
Lozano Córdoba, Wilmer DDS Ortopedia Maxilofacial. 189
Malaria, 8,49,59,68,79, 80, 81
Malnutrición, 62
Mora Jaramillo, Carlos A. 42
Mosquera Hinestroza Helba, Patricia DDS. 189
Mosquera Lara, Zacarías Dr. 177
Mosquera López, Oscar Alberto, Dr. 177
Mosquera Loz, Lorenzo DDS, 189
Mosquera Martínez, Cesar Augusto, Dr.177
Mosquera Montoya, Milton, Dr. 177
Mosquera Moreno, Ledy Manuela 119
Mosquera Mosquera, Luz Betania DDS. 189
Mosquera Perea, Jesús Alberto, Dr. 177
Neoplasmas, 115
Odontólogos, 189
Osteo-Musculares, Enfermedades, 117
Palacio Chaverra, Nohemy, DDS. 189
Palacio Echavarría, Nohemy, DDS. 189
Palacios Martínez, Cesar Augusto, Dr. 178
Palacios Martínez, Daniel, Senador, 25,
Palacios Mosquera, Magnolio, Dr. 179
Paraparesia Espástica del Pacífico, 42
Partería, 119
Prens Quesada, Onny, Dr. 181
Proyecto de Ley, 241
Rabia, 37, 40, 41
Reina Virgen María Clínica, 191, 219
Rentería Córdoba, Heandel, Dr.182
Riosucio, Hospital, 199
Rodríguez Astie, Ariel, Dr. 184
Rodríguez Quiróz, Heliodoro, Dr. 184
Roldán Valencia Hospital, Quibdó. 164
Roldán Valencia Ismael Euclides, Dr. 184
Ruiz Isaza, José María Dr. 185

Salud Chocó, Soneto 7
Salamandra Martínez, Nicolás Enrique, Dr. 185
Salazar Lozano, Mario Alirio, Dr. 186
Santacoloma, Rubén, Dr. 186
San Francisco de Asís, Hospital de Quibdó, 193
San José, Hospital de Condoto, 190
San Roque Hospital del Carmen de Atrato, 197
Santa María La Antigua del Darién, 21
Santos Eduardo, Hospital Istmina, 196
Sarria Misas, Antonio, Dr. 186
Tadó Hospital San José de, 197
Telemedicina, 216
Torres Rumier, Alfonso, Dr. 187
Tóxicas, 95
Traumatismos, 83, 84
Tuberculosis, 82
Tunón Gómez, José Simón, Dr. 187
Unguía, Hospital, 167
Valencia Rodríguez Luis Eduardo, 188
Varela López, Benjamín, Dr. 188
Vásquez Luna, Robustiano, Dr. 188
Vasculares, Enfermedades, 72
Zamora Vargas, Julio Arturo DDS. 189
Zika, 49, 57, 69

www.ingramcontent.com/pod-product-compliance
Lightning Source LLC
Chambersburg PA
CBHW071354210526
45465CB00001B/83